認知症 plus
身体疾患

加齢変化をふまえた適切な
治療とケアのためのかかわり

編著

高山成子
大津美香
久米真代

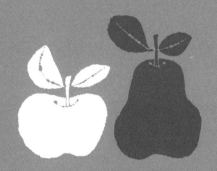

日本看護協会出版会

✦ はじめに ✦

　本書は、一般病院で働く看護職の方々に読んでいただきたいとの思いで企画しました。現在、一般病院の看護師には、発展し続ける医療機器や治療技術において、ミスのない判断・技術が求められています。入院日数短縮の動きの加速による病院・病棟・病床の統合・再編の中で、より効率的な看護も求められています。その上に、最近は、認知症高齢者に対して適切に対応する力が求められており、大変なことと思います。

　筆者らが担当する高齢者看護学実習では、急性期の病院等で患者を受けもち、看護過程を展開しています。そして、受けもつ患者は、できるだけ「80才以上で、認知症のある高齢者」を受けもちたいと実習病院に依頼しています。現在、約80％の学生が、認知症がある患者を受けもち、実習を行っています。われわれがなぜ、そのような実習を計画したか、それは、ますます社会の高齢化が進むのに伴い、一般病院に入院する認知症の人の数は増加するため、基礎教育の高齢者看護学として避けてはならないと考えたからです。しかしながら、学生にとっては身体疾患の治療を要する高齢者の看護の展開だけでも難しく、その上に、認知症の問題を組み合わせて考えることはさらに難しいことです。どのようにすれば、認知症を悪化させずに身体疾患の回復を促し、適切な時期に退院できるように支援するか、それは、学生の課題ですが、実は、患者を前にして、教員が学生とともに考えてゆく課題でありました。本書では、その課題に取り組む中で得た認知症高齢者の看護の手がかりも含めて示したいと思います。

　本書では、執筆者全員が自身が行った調査や実践をもとに執筆しています。第1章では一般病院で認知症の患者に起こっている身近な倫理的な問題をトピックス的に取り上げ、掘り下げています。第2章で入院プロセスや回復目標が異なる3つの疾患を取り上げ、看護の実際を紹介し、それを受けて第3章で身体疾患で入院する認知症の人の看護の基本を述べています。そして、最後に一般病院に入院する認知症の人に関する社会的動向を概観しました。

　認知症の研修で、認知症看護の理念やコミュニケーション方法を学習しても、忙しい毎日の臨床でそれをどう生かしていけばよいのかと悩んでいる臨床の看護師が、「これならやってみることができる」、「明日、これをヒントにやってみよう、考えてみよう」と思っていただけることが、執筆者全員の願いです。

2020年8月　高山成子

認知症 plus 身体疾患

加齢変化をふまえた適切な治療とケアのためのかかわり

Contents

第2章 疾患別の認知症高齢者の看護の実際 53

執筆者一覧 （執筆順）

高山　成子 ◆ 前金城大学看護学部看護学科教授（はじめに、序章、第3章）

古谷　和紀 ◆ 京都大学医学部附属病院看護部／老人看護専門看護師（第1章-1）

久米　真代 ◆ 金城大学看護学部看護学科准教授（第1章-2、第2章-1、3）

宮川　充子 ◆ 石川県済生会金沢病院看護部（第1章-2）

西山みどり ◆ 有馬温泉病院看護部／老人看護専門看護師（第1章-3）

磯　　光江 ◆ 金城大学看護学部看護学科講師（第1章-4）

大津　美香 ◆ 弘前大学大学院保健学研究科准教授（第2章-2、第4章）

序　章

入院中の
認知症高齢者の看護に
求められている
「予防」

2019年に内閣官房長官を議長とした関係閣僚会議において、認知症施策推進大綱がとりまとめられた[1]。今までの新オレンジプランの継続としての施策である。今回は、イギリスやアメリカが認知症対策を国家的取り組みとしていることをふまえ、日本のトップがリーダーシップをとって推進する総合的国家的戦略として示された。この大綱は、「共生」と「予防」を車の両輪としている。「共生」は認知症があってもなくても同じ社会で希望をもってともに生きる、「予防」は認知症になるのを遅らせる、認知症になっても進行を緩やかにすることを意味する。初めて「予防」が認知症施策の目玉となった。それは、認知症対策が新しいステージに入ったことを意味している。つまり、2004（平成16）年に「痴呆」から「認知症」に名称を変更して以後、認知症を知り地域を作る10カ年（2004年）から新オレンジプラン（2015年）まで、「認知症になっても安心して生活できる社会を早期に構築する」ことを目指しさまざまな施策が展開されてきた。これらの結果として、認知症および認知症の人について社会の周知がなされ、社会全体で認知症の人と家族を支えて地域でともに生きる「共生」の基盤づくりができてきた。そして、いま新しい「（認知症の）予防」のステージに入ったのだと考える。

　序章では、この「予防」を取り上げる。「認知症になっても進行を遅らせる、早めない」に焦点を当てながらも、身体疾患で入院してきた認知症の人における「予防」について、6つの視点から述べる。この視点が、第1〜4章に示した内容をもとに、読者が具体的な看護を自身で考える際の一つの前提となればと考える。

認知症施策の変遷 *Column 1*

施行年	施策とテーマ
2004	認知症を知り地域を作る10カ年 「認知症になっても安心して暮らせる町作り会議」
2008	「認知症の医療と生活の質を高める緊急プロジェクト」
2013	オレンジプラン 「認知症になっても本人の意思が尊重されできる限り住み慣れた地域で暮らし続けることができる社会の実現」
2015	新オレンジプラン 「認知症の人の意思が尊重され住み慣れた地域で自分らしく暮らし続けることができる社会の実現」
2019	認知症施策推進大綱「共生」と「予防」

1 認知症の人における予防とは

　医療において予防とは、一次予防、二次予防、三次予防の3段階をいう。認知症施策推進大綱でも、一次予防「認知症の発症遅延や発症リスク減」、二次予防「認知症の早期発見・早期対応」、三次予防「認知症の重症化予防、機能維持、行動・心理症状（Behavioral and Psychological Symptoms of Dementia、以下BPSD）の予防と対応」と示している。「身体疾患」と「認知症」のそれぞれの3段階の予防を、表1に示した。身体疾患治療のために入院した認知症の人は、身体疾患と認知症の両疾患を発症しているため、ともに3次予防が必要である。つまり、「既に発生した身体疾患を適切に治療・管理し、生命や機能が失われるのを防ぐ」ことと同時に、「認知症の重症化を予防し、機能維持、行動・心理症状（BPSD）を予防する」ことが必要である。

　新オレンジプランおよび認知症施策推進大綱において「身体合併症等への対応を行う急性期病院等では、身体合併症への早期対応と認知症への適切なバランスのとれた対応が求められている。」と述べられている。「適切なバランスのとれた対応」とは具体的にどのように行動することなのか。予防の視点でそれを掘り下げることが、本書の狙いである。

表1　身体疾患と認知症の3段階の予防

	身体疾患	認知症（大綱から）
一次予防	疾患をその発生前に阻止する	認知症の発症リスクを低減し発症を遅延させる
二次予防	症状または機能喪失が生じる前の早期発見と治療	認知症の早期発見と治療
三次予防	既に発生した疾患を適切に治療・管理し、生命や機能が失われるのを防ぐ	認知症の重症化を予防し、機能維持、行動・心理症状（BPSD）の予防

2 認知症の三次予防
―認知症の悪化予防、BPSDの増強予防

　平成28年度入院医療調査で、身体疾患の悪化で入院している患者のうち、認知症のある人は、一般病棟で約20%、療養病棟では約60%であることが報告された。また、入院日数は、認知症の人は認知症がない人の約2倍と長く、在宅復帰率は30%低かった（詳細は第4章参照）[2]。確かに、病気は回復したが認知症が悪化して、BPSDが増加し、家族が「入院で理解力が落ちて、騒ぐことが多くなって、今までのように家ではとてもみられない」と在宅復帰を躊躇し、施設の空きを待って入院を長期に継続（社会的入院）する現象は多くみられる。入院中のBPSD発生に影響する要因として最も多いのは、「薬剤」37.7%で、次いで「身体合併症」23.0%であった[3]。このことから、身体状態の悪化を早期に発見し対応する、薬剤の作用を適切に判断して対応することが、認知症の悪化を予防し、BPSD発生を予防することになると言える。

　厚生労働省は、平成28年から認知症高齢者のより早い退院と、より多い在宅復帰を支援するため、住まい・医療・介護・予防・生活支援を一体的に提供する地域包括ケアシステムを推進している。しかし、認知症高齢者の立場から考えると、生活の場である在宅の充実、切れ間のないサービスの提供、生活支援だけでなく、身体疾患の悪化により訪れる外来や一般病院における対応の質の向上が必要であることはいうまでもない。そのことから、平成24年から一般病院看護師対象の認知症対応力向上研修が開催

Column 2

地域包括ケアシステム

　「今後、認知症高齢者の増加が見込まれることから、認知症高齢者の地域での生活を支えるためにも、一体的な支援を提供する地域包括ケアシステムが必要である」として構築され、入退院支援室などの設置がなされている。

されている。しかし、参加した看護師からは「基本的なことは理解できたので、忙しい中でどのように関わった方がよいのか具体的に知りたかった」、「忙しい現場でできる自信が、かえってなくなった」、「もっと現実に役立つ内容が欲しい」、「研修では「認知症」を知ることはできるが、やはり、現場ではそのような患者がいる時に一番必要なのは「人」であり、研修を受けたことが、直接、質改善につながるとは考えにくい。マンパワーが必要だと思う」といった意見が散見されることは見逃せない。

　看護師の切実な問題は、リスクの高い身体疾患の治療・回復のプロセスに欠かせない業務が多いなかで、限られたスタッフで、どうやって効率的に認知症の症状やBPSDに対応するのか、である。本書では、現場で実際になされている対応の見直しや、認知症の人にいつ、何が起こりやすいかを示し、何をするべきかを具体的に提言している。

3 身体疾患の三次予防
―身体疾患の治療・管理で 生命・機能が失われるのを防ぐ

　新オレンジプランには、「認知症の人の身体合併症等への対応を行う急性期病院等では、身体合併症への早期対応と認知症への適切な対応のバランスのとれた対応を求められているが、現実には、認知症の人の個別性に合わせたゆとりある対応が後回しにされ、身体合併症への対応は行われても、認知症の症状が急速に悪化してしまうような事例も見られる」という指摘がある。「身体合併症への対応は行われても」とあるが、果たして本当にそうなのだろうか？

　筆者は、2001年に大腿骨頸部骨折の高齢者を対象に、歩行レベルの回復の程度を調査した[4]。骨折治療の目標は「骨折前の歩行レベルに回復する」ことである。そこで、退院時点で、その目標に達していたか、達していなかった場合には一体何が影響したのか、を分析した。その結果、退院時に「入院前の歩行レベルに達しなかった」ことに最も関連したのは、「認知症」で、認知症のある高齢者は認知症のない高齢者より、3.71倍歩行が回復していなかった（95% CI＝1.18〜14.28　P＝0.038）（表2）。この結果から、認知症の人の場合、入院目的である身体疾患（この調査では骨折）の治療の結果が、認知症がない患者に比べ、よくないことがわかる。

　2018年に、Sakataらは急性期病院から退院した高齢者のデータから、退

表2　大腿骨頸部骨折治療後、退院時に入院前歩行レベルに回復しないことに関連する要因（n＝185）

	リスク比
認知症	3.71
脳血管障害	3.48
高年齢（＞＝85歳）	2.31
自宅以外から入院	1.53

ロジステイック回帰分析（イベント：骨折前歩行レベルに達しない）

〔文献4〕より作成

表3 認知症の患者における退院後30日間の再入院リスクが高い疾患（n＝180万）

病名	リスク（年齢補正）
大腿骨頸部骨折	1.46
大腸ポリープなど	1.38
徐脈性不整脈	1.30
脳梗塞	1.30
誤嚥性肺炎	1.23

〔文献5）より抜粋〕

院後30日以内に再入院した割合が、認知症がある人の群と、認知症がない人の群において差があるかを調査した[5]。結果として、認知症がある高齢者は、認知症のない高齢者よりも、1.46倍再入院する割合が高かった（95％ CI＝1.44〜1.49　P＜0.05）。表3に再入院リスクが高かった5疾患を示した。大腿骨頸部骨折で入院した認知症の人が最も再入院が多く、1.46倍であった。

　Sakataらは、「認知症がある入院患者」の退院後30日以内の再入院が有意に高い理由として以下の3つを挙げている[5]。

①認知症の人の場合、退院後の指示に従う能力（例：定期的な受診、外来通院）に限界があり、不良な健康状態の結果につながりやすく、再入院になる可能性がある

②入院そのものが、認知症の人の肉体能力および認知能力を低下させうる。その一方、退院計画に関して認知症の人に必要な内容が、医療現場で十分に認知されていないこともある

③認知症の人は自身の状態を把握する能力または症状を適切に表現する能力に限界があり、そのことが医師の再訪問や適切な治療を受ける決定を遅らせている可能性がある

　2つの報告から、先に述べた新オレンジプランの「現実には、認知症の人の個別性に合わせたゆとりある対応が後回しにされ、身体合併症への対応は行われても、認知症の症状が急速に悪化してしまう」を考えてみると、認知症の人は、疾患回復のための対応が十分になされず、退院後の生活を保証する退院計画も十分になされていないといえる。すなわち急性期病院では、認知症の三次予防だけでなく、身体疾患の三次予防も非常に難しいのである。

4 身体的健康障害と認知症の負のスパイラルの予防
―パーソンセンタードケアから

　パーソンセンタードケアは、認知症ケアの理念としてよく知られている。提唱者の精神科医トム・キットウッドは、認知症ケアの中核は「その人らしさ（パーソンフッド）の維持」で、その本質は「（相手の価値を認め合う）関係性」として、やすらぎ、ともにあることなどのケアの重要性を示した[6]。しかし、トム・キットウッドが、「その人らしさ」を維持するケアの前提に、「健康問題を考える」を位置づけていることはあまり知られていない。彼は、「認知症は個人それぞれの一般的な健康像と常に関係がある」と述べ、それゆえに、「身体的健康のすべての問題が確認され、可能であれば治療されるまで、（認知症の）診断は仮と考えるべきである」[6]としている。さらには、「認知症の人が身体的によい状態を保てるように、しっかりとした注意を向けることが必要である。その人らしさを中心としたケア（パーソンセンタードケア）に真剣に取り組む時、この問題を無視することは危険（傍点は筆者）」と、身体的によい状態を保てるケアの実践なしに、パーソンセンタードケアに取り組むことを厳しく戒めている。

　身体的ケアの重要性については、身体的苦痛が引き起こす、認知症の人の負のスパイラルを説明している（図1）。身体的苦痛が続くと認知症の人の活力が低下し、日常のことについてまったく注意が向けられなくなる。そのため周囲の人としっかり関わることができにくくなり、周囲の人が関わらなくなる。その孤独と不安がさらに苦痛を悪化させ、認知症をも悪化させる、という悪循環である。これを断ち切るには、誰かが、認知症の人の身体状態およびその原因となっている背景にしっかり注意を向け、よい身体的状態を保てるケアをする必要があると警鐘を鳴らしているのである。

　警鐘は、誰に向けられているのか。筆者は、看護師に向けられていると考える。認知症の人を24時間ケアしているのは介護士と看護師であるが、身体的症候の原因を幅広く考えることができ、客観的に探索するのは看護師だからである。看護師から、「身体問題についてしっかりと注意を向けるのは、認知症の人に限らない」といわれるかもしれない。が、実際には、

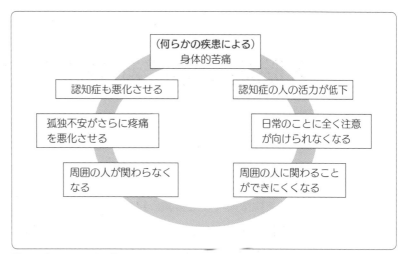

図1　負のスパイラル

〔文献6）より作成〕

　認知症のない患者の場合、われわれ看護師は、回復を最も強く望んでいる患者本人からの訴え、忍耐力、行動力の協力を得て、二人三脚で身体問題と戦っているのである。ところが、認知症の人の場合、つらさを正しく伝えられない人も多く、身体的異常を表す行動もその人それぞれである。ケアをしようとしてもその理解を得るのが難しい。すなわち認知症の人の場合、身体状態をよい状態に保つには、看護師が認知症の疾患の特徴や認知症の人の行動の特徴を理解し、より高度な身体疾患の知識にもとづいた観察と、情報を引き出す能力、ケア力が必要となるのである。

　身体的問題が認知症の人の問題である限り、身体的問題に注意を払い、解決のケアをすることは、「その人らしさ（パーソンフッド）の維持」のケアの一部といえる。

5　入院当初の混乱や不安の予防

　入院や入所した当初に起こる負の変化はよく知られている。認知症は年単位で進行するとされるが、入院などで環境が大きく変化した時に極めて早く進行する場合があるというのである。認知症の人は、特に入院当初、「ここはどこ？」「いま何時？」「何でここにいるの？」繰り返すことが多い。これは、認知症のない患者にほとんど見られない。なぜ、認知症の患者は「ここはどこ？」「いま何時？」「何でここにいるの？」を繰り返すのだろうか？　そして、看護師はこれらの認知症の患者の問いの意味をどのように考え、対応すればよいのだろうか。

　メルロー＝ポンティは、「われわれの身体が空間のなかにあるとか、時間のなかにあるとかと表現してはならない。われわれの身体は、空間や時間に住み込むのである」[7] と述べ、ヒトは常に「自分と時間、空間の統合を常に繰り返し始められねばならない」とした。つまり、われわれは、自分が動けば自然に空間・時間がついてくるように思うが、そうではない。われわれが動くたびに変化する場所・時間・自分を関連づけ、統合させることを常に繰り返しているというのである。認知症でない場合は、近時記憶の手掛かりがあるため無意識に素早く総合できる。認知症の人の場合、記憶力・思考力・注意力が低下するため、統合に必要な手掛かりが減少し、ゆっくりと確認を繰り返し、自分と時間、場所を統合させ、安定を図ろうとする。

　久米は、認知症の人に入院（入所）直後に大混乱が現れる問題を取り上げ、認知症専門病院に入院した認知症の人がどのような言動をあらわし、どのように適応するのか調査した（図2）[8]。調査した病棟では日中はホールで過ごすため、入院直後の認知症の人は夕食後までホールに居る。参加観察の結果、全員が入院直後に「何でここにー」「帰らなあかんのにー」と大混乱を示し、「ドアをガチャガチャする」など拘禁体験が起こった。しかし、「夕食と寝る場所の確認」で落ち着き、翌日も落ち着いて『周囲の探り始めとスタッフへの適応』を示し始めたと報告している。混乱について、久

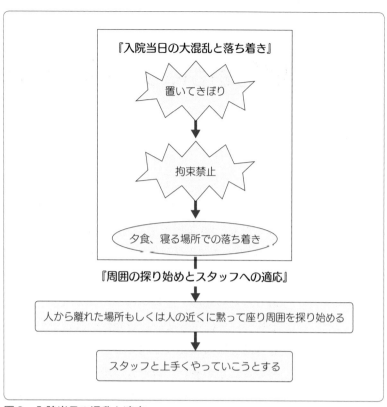

図2　入院当日の混乱と適応

〔文献8），一部改変〕

米は「新しい環境において生理的欲求が満たされないかもしれないという不安があったと推測される」と述べ、「看護師はより早く安心できる環境確保を支える必要がある」と述べている。身体疾患が悪化して入院した認知症の人の場合には、身体状態が不良のため、大声、激しい行動の大混乱は見られないことが多いが、それゆえに、「ここはどこ？」「何時？」「何でここに？」という質問を、時間をかけて繰り返す。

　「個人は、空間を、生存の基盤として必要とする」とPauleikhoffは述べている[9]。入院という空間が生存の基盤が揺るがせるほどの恐れを引き起こしているのかもしれないと考えると、入院当初は、特に、看護師がゆっくりと対応し、認知症の人が落ち着いて自分・時間・場所の統合ができるまで、同じ問いに答えてゆくことができると考える。

6 加齢変化による急変の予防

　認知症に罹患する割合が高いのは高齢者である。加齢とともに症候数は多くなり、80歳以上で平均8以上の症候を有していると報告されている（図3）[10]。そのことから身体疾患が悪化して入院した認知症の高齢者のほとんどが、同時に何らかの複数の疾患・症状を有していることが明らかである。そのため、医療者は一つの訴えに対して、安易に「大丈夫ですよ」と片づけてはならない。認知症の人の一つの症状、一つの訴えは、複数の身体的な原因によって起こっていると考えなければ、予測できない急変が起こることが多い。若年者の場合より慎重に、認知症のない高齢者の場合よりも慎重に、身体的問題の可能性について確認をして、突然の急変を予防する必要がある。

　高齢者は予備能力が低下していることも常に考える必要がある。予備能力とは、最大能力と平常の生命活動を営むのに必要な能力との差である。加齢に伴って予備能力が低下する。そのため、急に起き上がる、急に早く

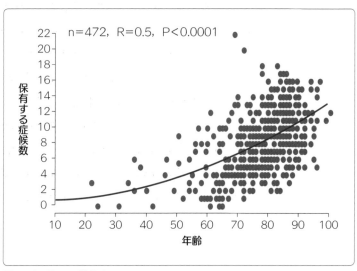

図3　加齢と予備能力

〔文献10〕〕

動くなど今まで以上の活動負荷をかける事態が生じた時に、身体が対応できず、急変が生じやすい。認知症の高齢者は、自分の身体の状態を把握する能力に限界があるため、看護師は、離床に伴い負荷をかけてゆく時、特に慎重に確認しながら、段階的に拡大しなければならない。ただし、高齢者の場合には、慎重すぎると廃用が加速するリスクが高い。段階的に行動を拡大してゆく勇気と、慎重さの両方が急変を予防するために必要である。

　以上のように、高齢者は加齢とともに臓器機能が低下し、予備能も低下する。それが、高齢者が、一つの疾患の治療中にほかの疾患をきたし、多臓器機能障害症候群および臓器相関破綻に至りやすい原因である。また、高齢者の症状の現れ方は、肺炎であっても発熱しなかったり、腹膜炎でも腹膜刺激症状がないなど「非定型」で、軽度の肺炎で呼吸不全をきたしたり、重度心不全でも症状が軽かったり「重症度と解離」している[10]。認知症高齢者は、そのうえに症状を伝えることができなくなるので、看護師には、一つの症状・訴えに対しさらに慎重に観察する力、総合的に判断する力が求められる。

Column 3

高齢者に起こりやすい
多臓器機能障害症候群・臓器相関破綻

・多臓器機能障害症候群（MODS）
外傷直後に起こる肺挫傷、横紋筋融解症による腎機能症候群、大量輸血による血液凝固障害など治療しなければ恒常性が維持できない急性臓器機能障害

・臓器相関
複数の臓器が情報交換し、複数の臓器の機能がお互いに関連し合って生体の恒常性が維持され保たれていることを臓器相関という。そのため、高齢者の臓器の機能低下が必ずしも症状や検査値に現れないことが多い。また、高齢者が一つの臓器の疾患に罹患すると、他臓器の代償機構に影響し複数の臓器機能低下を引き起こすことがある。

＊ 引用文献

1) 認知症施策推進大綱，認知症施策推進関係閣僚会議 2019.
https://www.mhlw.go.jp/stf/seisakunitsuite/bunya/0000076236_00002.html
2) 厚生労働省：平成28年度入院医療等における実態調査，
https://www.mhlw.go.jp/file/05-Shingikai-12404000-Hokenkyoku-Iryouka/0000167026.pdf
3) 認知症の『周辺症状』（BPSD）に対する医療と介護の実態調査とBPSDに対するチームアプローチ研修事業の指針策定調査報告書，(2) 生活を支える医療に向けて―BPSDの実態調査から―」より，平成19年度厚生労働省老人保健事業推進費等補助金交付事業，財団法人ぼけ予防協会，2008.
4) Shigeko TAKAYAMA, Masayuki IKI, Yukinori KUSAKA, Haruki TAKAGI, Shigeyuki TAMAKI. (2001): Factors That Influence Functional Prognosis in Elderly Patients with Hip Fracture, Environmental Health and Preventive Medicine Vol.6 47-53.
5) Nobuo Sakata, Yasuyuki Okumura, Kiyohide Fushimi et al (2018): Dementia and Risk of 30-days Readmission in Older Adults after Discharge from Acute Care Hospitals. JAGS 66 (5)：871-878.
6) トム・キットウッド／高橋誠一訳（2005）：認知症のパーソンセンタードケア，筒井書房．
7) メルロー＝ポンティ／竹内芳郎，小木貞孝訳（1987）：知覚の現象学　みすず書房．
8) 久米真代，高山成子，丸橋佐和子（2005）：中等度から重度の認知症*患者が入院環境になじんでいくプロセスに関する研究　老年看護学，vol.9.2，124-132.
9) Bernhard Pauleikhoff　曽根恵一訳（1979）：人と時間（初版），星和書店．
10) 一般社団法人日本老年医学会（2008）：老年医学テキスト　メジカルビュー社，p.7-41.

第 1 章

入院中および
退院に向けた
認知症高齢者への
倫理的視点

1 抑制が及ぼす影響
―スタッフステーションに認知症高齢者を留めておくことの是非

　車椅子に乗った高齢患者がスタッフステーションで過ごしている場面、そこにいるのは安全確保や離床、生活リズム調整のための見守りを必要とする認知症高齢者である。スタッフステーションに認知症高齢者を留めておくことは、身体拘束の代替手段の一つでもあるが、縛らない看護からの脱却のプロセスであると筆者は考える。そして、この行為は倫理的、管理的問題を含むものであり、是非が問われている。

　この行為の是非を論じるうえで、筆者が大切だと考えることは、

1) そもそも、スタッフステーションに留めておくことを、認知症高齢者が納得する形で説明しているのか？　説明してもわからないという看護職の先入観が、積極的に認知症高齢者の思いを聴き、しっかりと説明することを妨げているのではないだろうか？

2) 認知症高齢者が、看護師のテリトリーであるスタッフステーションに連れてこられた時点で、その場にいるすべての看護職に責任が生じていることを認識しているか？

3) たとえ拘束ではないとしても、この行為における看護職のかかわりが認知症高齢者にとって抑制＝禁圧（権力や威力で、無理に押さえつけて自由な行為を禁止すること）[1]となり、身体拘束と同じ影響を与えていないだろうか？

　これらのことを念頭において、スタッフステーションに認知症高齢者を留めておくようになった背景と目的、筆者の経験のなかで当事者から受け取ったメッセージ、そこから得られたケアの示唆を述べていく。

◆ 1 ◆ スタッフステーションに
認知症高齢者を留めておくようになった背景

❶ 身体拘束を避けるようになった時代の流れ

　スタッフステーションに認知症高齢者を留めておくようになった背景には、急性期病院では認知症やせん妄を併せもつ高齢患者が増加していることに加え、高度医療化・医療制度改革、身体拘束を避けるようになった時代の流れや、絶対的な医療安全などが複雑に影響している。

　身体拘束をめぐる時代の流れとは、1998年の「抑制廃止福岡宣言」、厚生省令「身体的拘束の禁止規定」（1999年）、厚生労働省「身体拘束ゼロ作戦―身体拘束ゼロへの手引き」（2001年）で、高齢者の身体拘束による身体的・精神的・社会的弊害と、拘束が拘束を生む悪循環や身体拘束廃止に向けての方針が示されたことから始まる。

　医療機関においては、日本病院機能評価機構の身体抑制の考え方に沿って、"身体拘束は利用者や患者の安全を守るために切迫した状況のもと（切迫性）、ほかに代替的な方法がない場合（非代替性）、一時的措置として使用（一時性）することが重要"とされ、具体的に、身体拘束適用基準の明確化、同意書の取得、日常的な回避・軽減・解除の取り組みの要件が示されている。しかし、急性期病院では絶対的な医療安全のもとで、これらの手続きが形骸化、慣例化しており、特に、認知症をもつ患者においては、身体拘束をせざるを得ないと考える傾向がある。この現状に対して、2016年の診療報酬改定では、認知症ケア加算が新設され、そのなかで身体的拘束を実施した際の減算が規定され、さらに、2018年 には「夜間看護加算」の新設、「急性期看護補助体制加算」の要件として、身体的拘束を必要としない状態となるよう環境を調整することが明記されている。

　また、学術的には2016年 日本老年看護学会から「『急性期病院において認知症高齢者を擁護する』日本老年看護学会の立場表明」が公開され、身体拘束を当たり前としない医療・ケアを当面の目標とすることを明言している[2]。これらのことが、身体拘束を避ける時代の流れとなり、身体拘束を前提とせずに認知症高齢者の尊厳を守り、安全な治療や自立に向けた医療・ケアに取り組んでいく推進力の一つとなっている。

❷ 身体拘束からの脱却のプロセスとして選択された スタッフステーションでの看護

　しかしその結果、看護職は患者の自立尊重（自由意思）と無危害（医療安全）との間で倫理的ジレンマを抱き、複雑で困難な要求のなかでの苦肉の策、縛らない看護からの脱却のプロセスとしてスタッフステーションでの看護を選択せざるを得ない。

　これらの実情を示すものとして、約300床の急性期病院を対象にした92日間（3カ月）の調査では、スタッフステーションで看護を行った患者は65名で、延べ件数が174件、このうち約9割が70歳以上の高齢者であった。そして、スタッフステーションで看護を行った理由として、転倒・転落リスクや同室者からの苦情、点滴・ドレーン類などの自己抜去の予防が主なものとして報告されている[3]。また、身体抑制防止に取り組んだマニュアルを導入した結果、身体抑制の件数は減少したが、スタッフステーションで看護を行った件数が増加した報告[4]や、全国の300床以上を有する急性期病院126施設への身体抑制の現状に関するアンケートでも、安全確保のための観察強化としてスタッフステーションでの看護を身体拘束の代替手段としているという回答がみられており、身体拘束をしない看護の方策としてスタッフステーションでの看護が述べられている文献も散見される[5-6]。このことからも、スタッフステーションでの看護が日常的にありふれた場面であり、主要な目的が安全確保であることがわかる。

◆2◆ スタッフステーションに 認知症高齢者を留めておく目的

　スタッフステーションに認知症高齢者を留める根本的な目的は、見守りである。その見守りとは、急性期病院で身体疾患と認知症を併せもつ高齢者のリスク管理であり、一つは、転倒・転落予防、食事の際の誤嚥予防、点滴やドレーン類の抜去予防、早期離床など目が離せない状況への観察強化、つまり「安全確保を目的とした見守り」である。もうひとつは昼夜逆転といった生活リズム障害の調整のために日中は覚醒させておくこと、低刺激による精神活動低下を防止するための「刺激のコントロールを目的とした見守り」である。つまり、スタッフステーションでの看護とは、看護職が安全確保や身体的、精神的な回復促進や合併症予防を図るために、「見守り」という目的のために患者をスタッフステーション内に移動させて行う

観察や関わりと定義することができる。事実、刺激のコントロールや生活リズム調整において効果的であったという事例報告も散見される[7-10]。

　それでは、スタッフステーションでの看護に対して、当事者はどのような反応を示しているのか。筆者の経験では、認知症高齢者を中心とした当事者の多くが部屋に戻りたいと訴えたり、車椅子を自走させて部屋から出ていこうとするなど否定的な反応がみられていた。また、車椅子に座ったまま姿勢を崩して眠っている姿がみられ、スタッフステーションにいることに意味があるのか疑問を感じる反応もあった。その一方で、看護師が話

急性期病院の看護師を取り巻く背景

認知症やせん妄など見守りを必要とする高齢患者の増加

高度医療化・医療制度改革　　　　絶対的な医療安全
治療適応の拡大・入院期間の短縮化　　医療事故の予見義務・回避義務

身体抑制を避ける時代の流れ
人の尊厳・自由意思の尊重

身体抑制の弊害

身体的弊害
●関節拘縮、筋力低下（外的弊害）
●食欲低下、抵抗力・心肺機能低下（内的弊害）
●拘束具によるアクシデント
転倒転落・褥瘡・医療関連機器圧迫損傷

抑制＝禁圧
人の尊厳を冒す

悪循環
機能回復に逆行

精神的弊害
●不安、興奮、あきらめ、屈辱（精神的苦痛）
●ADL低下, せん妄の頻発
●家族に対する精神的苦痛・苦悩

社会的弊害
●スタッフの士気低下⇒抑圧する文化
●施設への不信・偏見を引き起こす
●さらなる医療処置・経済的影響

スタッフステーションでの看護

看護師の目の届く場所に移動　　　　看護師のテリトリー（占有区）

スタッフステーションでの看護

安全確保のための見守り　　　刺激のコントロールのための見守り

多くの認知症高齢者は否定的な反応を示している
看護行為≠当事者の意思や権利を尊重していない状況

身体拘束の代替手段？　　　尊厳を脅かす行為？
倫理的に問題であるが仕方がない行為：両面性

図1-1　スタッフステーションに認知症高齢者を留めておくようになった背景と現状

し掛け、笑顔で楽しそうに会話しているなど、心地よく過ごされている例もある。特に、否定的な反応をみせている認知症高齢者では、看護上必要な安全確保や刺激のコントロールのためにやむを得ないとはいえ、当事者の意思や権利が果たして尊重されているのかという点を考えないといけない。日本看護倫理学会の「医療や看護を受ける高齢者の尊厳を守るためのガイドライン」においても、スタッフステーションでの看護に関する事例が高齢者の尊厳に関わる看護場面として提示されている[11]。つまり、この行為において認知症高齢者の尊厳を脅かし、身体抑制と同様の身体的・精神的・社会的弊害をもたらすようであれば、その意味を問われることになると考えられる（図1-1）。

◆3◆ スタッフステーションに留められた認知症高齢患者のメッセージ

　ここでは、筆者がスタッフステーションに留められた高齢患者の参加観察研究の知見から得た、当事者のメッセージ〈音声や身体、事物などいくつかのメディア（言葉による発話、視線、身体接触、しぐさ、対人距離など）を介して伝えようとしている、伝えている思い〉[12]について述べる。

❶ 安心できない場所だがすることがあれば居られる

　高齢患者はスタッフステーションという環境に対して【自分の居場所ではなく、安心できない】と示していた。特に、認知機能障害のある高齢者は、障害の程度によってスタッフステーションという場所の捉え方と安心のできなさはさまざまであった。そのなかで、高齢患者はスタッフステーションで何もすることがなかったりすると、【自分にとって意味もなく（いつまでも）留まることは退屈】と伝えていた。一方で、パズルや看護師との対話、食事など【自分にとって留まる意味がわかると時間が過ごせる】ことを伝えていた。すなわち、高齢者自身にとって留まる意味さえあればスタッフステーションという場に居られることを示していた。

安全確保という看護師側の目的を誰ひとり理解しておらず、「無理強い」と感じていた

　また、安全確保などのために看護師の目の届くところに移動させ、見守るという看護師側の目的を正確に理解している高齢患者は、認知機能障害の有無に関わらず誰ひとりいなかった。そのことから、看護師が高齢患者をスタッフステーションに留めておくことは、患者自身に「無理強い」と感じさせていた。その無理強いに対して、患者は、自らスタッフステーションから逃げ出したり、看護師を欺く、力づくで抵抗するなど、もてる力の限りを使って必死に【逃れたい】という、看護師の関わりを拒否するメッセージを送っていた。また、仕方ない、ため息をつく、無抵抗といった、諦めて【消極的に受け入れる】しかないというメッセージを送っていた。ただし、看護師が高齢患者を敬い、体調を気づかったりするなど、【「無理強い」と感じても、（看護師の）いたわり、思いやる関わりだけは受け入れる】という、看護師の関わりを積極的に受容するメッセージもみられた。

　以下にスタッフステーションに留められた認知症高齢患者のメッセージの一例を提示する。

事 例

Aさん　80歳代　女性
病名：肺炎　脱水症
　　　アルツハイマー病（中等度認知機能障害　MMSE：19/30）
スタッフステーションでの看護に至るきっかけ： 転倒・転落、落ち着かない行動
移動方法： 車椅子（歩行不安定のため）
留置物： 末梢静脈輸液
センサー類： クリップ式体動センサー

【背景】スタッフステーションや自分の病室の場所を理解しているが、さまざまな物事が気になり、病室にいても戸棚を開けてゴソゴソしていたり、ベッドコントローラーの扱い方がわからずに混乱して、「起こしてください」と叫ぶなど落ち着かず、転倒・転落リスクが高く、スタッフステーションでの見守りが必要と判断されていた。

● 病室で、「先程までいた場所はわかりますか？」の質問に、「看護婦さんの詰所（＝スタッフステーション）でしょ」と即答する。

● 「病室は、詰所にいるときと比べて落ち着きますか？」と問い掛けると、「どうですかね〜」とよくわからないといった表情をみせる。

● スタッフステーションで窓際に向いて20分程座って過ごしている時に、「詰所にいる時はどのように過ごしていましたか？」と質問すると、「詰所にいる間は、ず〜っ

と（ぼぉ〜とした顔のジェスチャーをする）」と退屈さを表現する。

● スタッフステーションで10分程黙って座っていたが、ウロウロしたり、眼鏡をつけたり外したりを繰り返す。その後、「部屋に連れてって」と言葉で周囲の看護師に何度か訴える。その後、「トイレ連れてって」と訴えを変える。

● トイレ誘導を終えてスタッフステーションに再び戻り10分程度すると、「トイレ連れてって」と再度トイレを希望し、看護師がトイレ誘導しようとすると、「こっちでいいです」と部屋まで行くよう指示する。

● スタッフステーションで、「部屋連れてって」や「トイレ連れてって」の訴えを繰り返し、看護師に応じてもらえないため、自走で車椅子を動かし、「トイレ連れてって」と言いながら自分の病室に向かう。

● 「先程、詰所で過ごしていた時はどのような気持ちでした？」の質問に、「待たされたのが嫌」、「イヤというほど待たされた」と不快であったと語る。

● スタッフステーションで隣に看護師が座り、世間話をしている時は、表情は穏やかで25分程留まった。その時は、「楽しいです。看護婦さんに息子の話をしたり、トラック運転手だから忙しいとか…」と会話の内容を楽しそうに語る。「詰所にいることは嫌ではないですか？」と続けて質問すると、「嫌ではない」、「待たされたのが嫌」とはっきりと答える。

● 病室からスタッフステーションに何度も連れて来られ、スタッフステーションでは看護師が身体の姿勢を動かし、一方的に車椅子のブレーキをかけるが、看護師に視線を合わせることもなく無言のまま抵抗しない。

● 「病室は、詰所にいる時と比べて落ち着きますか？」と問い掛けると、「どうですかね〜」とよくわからないといった表情をみせる。

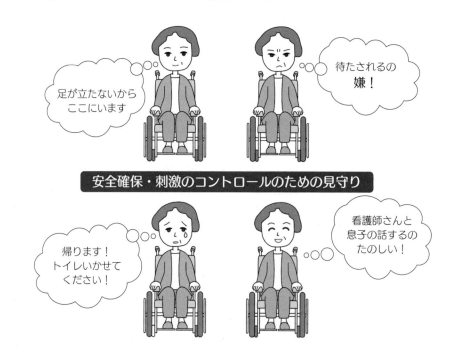

◆ 4 ◆ スタッフステーションに留められた
認知症高齢者のメッセージから考えるケアの示唆

❶ 認知症高齢者がスタッフステーションをどのように 捉えているかをアセスメントする

　前述のように、スタッフステーションに留められた高齢患者は、【自分の居場所ではなく、安心できない】というメッセージを送っていた。認知機能障害の程度により表現の違いはあるが、スタッフステーションに留められている間の言動や表情、対人関係の柔軟性などにあらわれる。認知症者ししての体験から、「にぎやかな場所にいると、周辺視野が縮むことに気づく。まるで脳がうまく処理できるだけの視界に自動制御しているかのようだ。だから、まわりで起こっていることがみえていないので、簡単に訳がわからなくなったり、混乱したりする」と Christine[13] が述べていることからも、認知機能障害が重度になるほど、周囲の環境に対して自分の認知能力が容易にオーバーし、思考が混乱することが考えられる。スタッフステーションには、多くの看護師が常に出入りしており、看護師同士の会話、つまり個人情報と専門的用語が飛び交う場である。認知症高齢者にとっては、落ち着くことのできない、長く過ごせない、より「賑やかすぎる」、「脳がうまく処理できる範囲を超えた」場所である。看護師は、目的が何であろうとも、スタッフステーションは本来看護をする場ではないという認識に立つ必要がある。そして、認知症高齢者自身になぜスタッフステーションに留まる意味があるのかを説明する場合には、まず、認知症高齢者がスタッフステーションをどのように捉えているか、捉えることができるのかについて十分にアセスメントをする必要がある。「今、ここで座っていてしんどくないですか?」「眠そうですがベッドで横になりますか?」などの声かけや、そわそわしていたら、トイレ(生理的要求)の確認やその他の要望をきいていく。

❷ スタッフステーションでの看護の目的を 患者が納得するまで説明する

　また、安全確保の見守りのためにスタッフステーションに留められているという、看護師側の目的を正確に理解している高齢患者は認知機能障害の有無に関わらず誰ひとりいなかった。このことは、スタッフステーショ

ンに留まらせようとする働きかけが、患者にとって「無理強い」となり、【逃れたい】、抵抗せずに諦めて【消極的に受け入れる】しかないなどのメッセージにつながっている。それではなぜ、看護師が高齢患者をスタッフステーションに留める目的を、その都度、丁寧に説明できていないのだろうか。急性期病院では、認知症患者やせん妄患者のように、少し目を離した隙に転倒など生命の危険にさらされる患者に対し、患者の唯一のプライベート空間である病室では十分な安全確保ができない構造上の問題や看護上の困難感がある。しかし、根底には看護職が認知症やせん妄のある高齢患者に対して、ステレオタイプがあるからではないだろうか。Travelbee[14]は、「通常ステレオタイプや先入観念が展開するのは、看護婦が、小集団の病人の行動について推論や意見を発展させ、次にこれらの信念を、特定の集団の全員が同一であるとみなすまで一般化するような場合である。先入観念とステレオタイプは、看護師の有するコミュニケーションの能力や、関係確立の能力を妨げてしまう。」と述べている。つまり、スタッフステーションでの「高齢患者」対「複数の看護師」という関係性のなかで、見守りを必要とする認知症やせん妄の高齢者に説明してもわからないという看護師の先入観が積極的に高齢患者の思いを聴き、しっかりと説明することを妨げているのではないだろうか。その結果がコミュニケーションの崩壊を招き、高齢患者は【逃れたい】、諦めて【消極的に受け入れる】しかないというメッセージを送っていたと考えられる。これらのことから、看護師として認知症やせん妄のある高齢者への先入観念やステレオタイプを取り払い、チームでスタッフステーションでの看護の目的をはっきりとさせ、まず当事者が納得するまで説明し続けることから始める必要があるのではないだろうか。たとえば、点滴をしている間だけスタッフステーションにいてもらうことを説明し、「1時間なら大丈夫」と交渉し、約束を守りながら過ごしてもらう。

❸ 認知症高齢者がスタッフステーションに留まるなかでの看護師の関わり

スタッフステーションで看護師が認知症高齢者を敬い、体調を気づかったりするなど、【「無理強い」と感じても、(看護師の)いたわり、思いやる関わりは受け入れる】というメッセージを送っていた。これは、急性期病院で生命の危険にさらされる高齢患者に対して、どうしてもスタッフステーションで看護を行わざるを得ない時、看護師が認知症高齢者と関係を

築き、ケアを行っていく際に重要な関わりだといえる。特に、説明を理解しにくい中等度・重度認知症の人は、看護師が挨拶をする、隣に座り話し掛ける、微笑むということに対して、たとえ落ち着かない状況下にあっても、微笑み返したり、非常によい返事を返すなど、[人として関係を築く、距離を縮める関わりには快く応じる]というメッセージは注目すべきである。Christine[15] は、認知症者として、「私たちが、"認識"や"知覚"で生きているのではなく、魂の深みにいて、錯綜した感情とともに"今"にだけ生きているということは、あなたの側から見れば、私たちに触れ、目を見て、微笑むことによって、私たちとつながっていけるということである。」と述べている。つまり、スタッフステーションに留められている認知症高齢者に対して、看護師全員が必ず挨拶をする、微笑みかけることから始めるだけでも、その姿は大きく変わることを筆者は経験している。

　そして、[体調を気づかう、困難、不快を解消しようとする関わりは受け入れる]というメッセージが示すように、急性期病院では認知症高齢者が身体疾患を併せもっていることに絶対に目を背けずに、看護師がその意思を認め、汲み取って温かく関わることにより、自分の存在が認められたと感じ、スタッフステーションという場にいる意味を見出すことができるのではないだろうか。

　実際に、うまく意思を伝えられない認知症高齢者に対して、スタッフステーションのなかで複数の看護師が不快な状態の原因となっているものをアセスメントし続け、積極的にそれらを解消しようと次々にアクションを起こしたことで、認知症高齢者側から視線と頷きという意思の表出を捉えることを可能とした場面がみられた。このような関わりから、看護師個人の認知症やせん妄に関する知識や経験だけでなく、複数の看護師が関わるというスタッフステーションの特性を活かして、看護師一人ひとりの捉え方を持ち寄り、対人援助としてチームで関わり続けることが必要ではないかと考える。

・5・おわりに

　急性期病院での治療現場の実情を考えると、スタッフステーションに認知症高齢者を留めておくことの是非を安易に判断すべきではない。ただし、スタッフステーションに認知症高齢者を留めるということは、担当看護師だけでなく、その場にいるすべての看護師に看護としての責任が生じることを意味する。大庭[16] は、責任（Responsibility）とは応答することとして、

「応答を期待しにくい時でも、呼びかける努力をやめず、応えきれないと感じても、応えようとする姿勢を崩さないこと」と述べている。つまり、認知症高齢者をスタッフステーションに留める必要があるのであれば、看護師、医療チームとして、認知症高齢者に対して応答を期待しにくい時でも、呼びかける努力をやめず、応えきれないと感じても、応えようとする姿勢を崩さないことが求められる。

＊引用文献

1) 新村出 編（2018）：広辞苑　第7版，岩波書店．
2) 一般社団法人日本老年看護学会（2016）：「急性期病院において認知症高齢者を擁護する」日本老年看護学会の立場表明．
http://184.73.219.23/rounenkango/news/pdf/老年看護学会立場表明（全文）公開用160820.pdf
3) 川口恵美ほか（2005）：当院における詰所管理の実態調査　看護師詰所管理についての医師，看護師の認識調査，岐阜赤十字病院医学雑誌，17（1），39-46．
4) 渋谷恵美，小林久代（2015）：抑制マニュアルの効用，日本看護学会論文集 看護管理，35，327-329．
5) 月刊ナーシング編集部（2001）：急性期の抑制を考える　不必要な抑制ゼロへの挑戦　全国126施設に聞きました　Part1急性期病棟における抑制の現状，月刊ナーシング，21（9），20-24．
6) 津田雅子（2017）：急性期病院で身体拘束（抑制）を極力行わない看護の実現を目指して，看護展望，42（14），1309-1314，39-46．
7) 萩原裕美ほか（2007）：食事の自力摂取を促すための援助刺激による覚醒を試みて，日本脳神経看護研究学会会誌，30（1），28-31．
8) 柿崎紀子（1999）：快適なナースステーション　長時間の観察が必要な患者へのナースステーションの活用，看護実践の科学，24（11），43-47．
9) 伊波逸子ほか（2009）：ナースステーションの開放的な利用の意義について，日本精神科看護学会誌，52（1），196-197．
10) 奈良更紗（2005）：不安と依存が強い患者へ居場所を提供するケアの有効性，日本精神科看護学会誌，48（1），132-133．
11) 日本看護倫理学会 臨床倫理ガイドライン検討委員会（2015）：医療や看護を受ける高齢者の尊厳を守るためのガイドライン．
12) 古谷和紀，高山成子（2008）：急性期一般病床のスタッフステーションで看護を受けている高齢患者のメッセージ，第17回 日本老年看護学会学術集会．
13) Christine Boden（2003）：「私は誰になっていくの？」～アルツハイマー病からみた世界～，クリエイツかもがわ，p.88-89．
14) Travelbee J／長谷川浩ほか訳（1974）：人間対人間の看護，医学書院，p.88．
15) Christine Bryden／桧垣陽子訳（2009）：「私は私になっていく？」～痴呆とダンスを～，クリエイツかもがわ，p.125，2009．
16) 大庭健（2005）：「責任」ってなに？，講談社現代新書．

2 認知症高齢者の服薬管理を考える

◆1◆ 後期高齢者への多剤処方と服薬管理の必要性

　　高齢者は加齢変化に伴う身体機能の予備力の低下により、複数の疾患をもつことが多い。厚生労働省の調査によると、院外処方では75歳以上の24.2%に7種類以上の薬が処方され、5種類以上処方されている人と合わせると、40.5%が5種類以上の薬剤を服用している[1]（図1-2）。多剤服用は、ポリファーマシー（コラム4）となり得るため、高齢者の場合、特に慎重な投与が必要となる。そのため、医療従事者を対象として、2015年に『高齢者の薬物療法ガイドライン』が改正され、2018年には高齢者の薬物療法の適正化に向けて厚生労働省から『高齢者の医薬品適正使用の指針』が公表された。これらにより、医療従事者が高齢者の薬物療法に関心を向ける環境は整った。

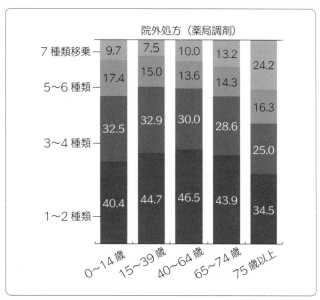

図1-2　年齢階級・薬剤種類数階級別の件数の構成割合

〔文献1）より）〕

◆2◆ 服薬する本人を抜きに服薬管理を行っていないか

　適正な薬物療法を行う時に必要なのは、服薬アドヒアランス（コラム5）である。認知症高齢者は記憶障害により服薬の必要性を説明されても忘れてしまう、飲み忘れてしまう、過剰に飲んでしまうことなど自己管理が困難なことがある。また、薬の必要性が理解できないことにより内服を嫌がることもある。そのため、認知症高齢者が確実に服用できる方法として、退院前の指導では、認知症高齢者本人ではなく、家族などに薬の作用と副作用、用法や用量を説明することが多くなる。身体疾患の悪化を予防するには、薬を確実に服用することを優先せざるを得ない現状は理解できる。しかし、慢性疾患をもっているのは認知症高齢者であり、服用するのも認知症高齢者である。認知症高齢者を蚊帳の外にして説明を行った場合、認知症高齢者が「何の薬かわからないから飲まない」「どこも悪くないから飲まない」と薬を飲むことを拒むのは自然な反応ではないだろうか。

　新オレンジプランや、『認知症の人の日常生活・社会生活における意思決定支援ガイドライン』において、認知症の視点に立ち、意思を確認する重要性が明確に打ち出され、数年が経過した今、どのように説明をすれば認知症高齢者は説明を理解できるのか、説明に対して関心を示すのかを考える時期にきたといえる。同時に、筆者を含めて認知症高齢者に関わる看護師全員が認知症高齢者に服薬してもらうことを重視するあまり、飲食物に

ポリファーマシー　　　　　　　　　　　　Column 4

　多剤服用の中でも害をなすものをポリファーマシーと呼ぶ。ポリファーマシーは、単に服用する薬剤数が多いことではなく、薬物有害事象のリスク増加、服薬過誤、服薬アドヒアランスの低下などにつながる状態。

服薬アドヒアランス（adherence）　　　　Column 5

　WHO（2003）はアドヒアランスを「患者が医療者の提言に同意し、その提言と患者の行動が一致すること」と定義している。服薬アドヒアランスは、患者が医師との治療関係の中で薬物療法を理解・意思決定し服薬を遵守すること。

混ぜるなどの対応に疑問をもたない状況が常態化していないか、認知機能が低下すると説明しても理解できないだろう、説明されても忘れてしまうだろうという思いがあるのではないかと問い直す必要がある。そこで本項では、研究結果をもとに、認知症高齢者が薬をどのように認識し、医療者とのやりとりのなかで薬に対する関心がどのように変化するのか、納得して薬を服用することはどこまで可能なのか、について述べる。

◆3◆ 認知症高齢者は薬を認識する力をもっている

❶ 薬と明確に言えなくなっても薬の意味は理解できる

Mini-Mental State Examination（以下MMSE）の平均得点が15.2±5.8点の認知症高齢者30名に対し合計93回、薬を薬袋のまま提示し、「これは何ですか？」と質問した[2]。その結果、1名を除いた29人が1回以上「くすり」と認識していた（表1-1）。1回も薬と認識できなかった1名はMMSE 0点であった。薬を明確に「くすり」と常に回答したのは、30名中10名のみであった。しかし、明確には答えられなくても、毎回「昼前の。飲むの？」や「今飲まないかんやつ」「飲んだってちっとも効かない」など多様な表現で薬に関連した言葉を回答したのは、11名で、合計すると7割の認知症高齢者が、毎回必ず薬を認識できていた。また、MMSEの得点が17点以上の認知症高齢者は、全員が常に薬を「くすり」と認識していた。薬と認識できなかったMMSE 0点の認知症高齢者は、口を開けてみせて「歯、歯にかぶせるやつ」となんとか回答する様子があった。つまり、認知症高齢者は、認知機能が低下しても、薬を「くすり」と認識する力はもっているこ

表1-1　認知機能障害の重症度別「くすり」の認識

「くすり」の認識（n=30）		軽度（8名）	中等度（15名）	重度（7名）
MMSE平均（最小値─最大値）		21.8点（20-24）	16点（12-18）	6.7点（0-10）
「くすり」と明確に言う	「くすり」の認識がある 29名（96.7%）	4/8名（50%）	5/15名（33.3%）	1/7名（14.3%）
薬に関連した言葉を言う		4/8名（50%）	6/15名（40.0%）	1/7名（14.3%）
1回は「くすり」または薬に関連した言葉を言う		0/8名	4/15名（26.7%）	4/7名（57.1%）
「わからない」「知らない」と言う、無言	「くすり」の認識がない 1名（3.3%）	0/8名	0/15名	1/7名（14.3%）

〔文献2〕〕

と、その表現が多様になることが特徴といえる。表現の多様さの例を示してみると、MMSE 7点の認知症高齢者は、薬袋をじっと見つめて「食後の…身体の体調を…ちょっと…これは、ここの医者連中が一服、いいの考えたでね。」と答える。MMSE 8点の認知症高齢者は「これの中身…腹痛い（用）のじゃないの？」と回答した。この二人の例は、認知機能障害が重度であっても、自分の体調や身体の苦痛と関連づけて薬の意味を認識できることを示している。

❷ 薬袋を提示し尋ねられることで薬について考えることができる

　認知症高齢者の薬に対する認識は、「くすりでないんか？」とすぐに答えられる時と「昼食後って書いてあるけどなんか食べるんか？」と薬袋のラベルを読むことはできても、薬とわからないことがある[3]（表1-2）。疾患別にみると、レビー小体型認知症（DLB）とアルツハイマー型認知症（AD）の高齢者に共通していたのは、「くすり」と言える時はすぐに答える点である。一方、「くすり」と言えない時の言動には違いがあり、レビー小体型認知症の高齢者の場合、無言・無表情、反応や行動が途絶えるのに対し、アルツハイマー型認知症の高齢者は、指示代名詞を使用する、文字が読めない、書いてある内容が理解できない、服薬すること自体を「知らない」と表現していた。これらの事実が明らかとなったのは、筆者らが認知症高齢者に対し、薬袋を提示して「これは何ですか」と尋ねたからである。つまり、認知症高齢者は薬袋を提示されることで、薬という記憶を呼び起こすことができ、「飲まないといけないやつ」「何の薬？」「朝食後…とかなんとか」と自分に引きつけて薬の服用について考える力をもっているといえる。認知症高齢者がこの力を発揮する機会を提供できるのは、与薬にかかわる看護師ではないだろうか。

〈説明を繰り返すことで、薬について関心が高まる〉

　27名の認知症高齢者に対し、82回、薬の効能の説明を行った[2]。その結果、24名（88.9%）と約9割が1回以上は説明に対する関心を示した。また、薬の効能の説明に常に関心を示したのは、軽度5/7名（71.4%）、中等度8/13名（61.5%）と重度4/7名（57.1%）であった。着目するのは、認知機能障害が重度の高齢者であっても、半数以上が説明に関心を示している点である（表1-3）。

　説明に対する関心を示した24名のうち、22名は薬の説明に対する質問や感想を話した。関心の内容は、〈説明を聞いて疑問が浮かぶ〉〈説明と自

表1-2　認知症高齢者の薬と認識できた時とできなかった時の場面

認知症の種類	場面の特徴	実際の場面	認知症の重症度
DLB	薬袋のラベルを読んでわかる	薬袋を手に取り「くすりでないんか？」「夕食後ってなんでこれ、あ、くすり入ってるん？」と言う	中等度
	薬袋のラベルを読むがわからない	薬袋を手に取り「昼食後って書いてあるけどなんか食べるんか？」「これなんか入ってる開けてみて」「これってなんやろう」と言う	
	薬袋のラベルを読み触り、わかる	薬袋を手にとって「これ（名前）って書いてある」「朝食後」と印字を読み、薬袋を触ってから「くすりや」と言う	
	すぐにわかる	「くすりけ？」とすぐに言う	重度
	無表情、無言	「わからん」とすぐに答え、その後の質問は無表情のまますべて無言となる	
	すぐにわかる	薬袋を見て「くすりやろいね」と言う	重度
	少し考えてわかる	少し考え「これ今飲まないかんやつやろいね」と言う	
	手に取ってわかる	薬袋を手に取り「これ飲めばいいやつか」と言う	
	活気が低下し、反応が途絶える	活気がなく、薬袋を手にも取らず下を向いたまま、質問に　口顔を上げし薬袋を見るが頭を横に振ってまた下を向く	
	行動が途絶える	薬袋を手に取り「食前？」ラベルを読むが、そのまま黙りそれ以上言葉・動きがない	
	すぐにわかる	「これ何、飲むの？」「これこのまま飲めるやろ」と言い飲もうとする。「はーい、はい何の薬くすりや？」とすぐ言う	重度
	手にとってわかる	薬袋を手に取り「これ何？何の薬、何飲んどるの？」と言う。「朝食後やな」と飲もうとする	
AD	指示名詞を使用し文字が読めない、代わって読んでもわからない	薬袋を手に取り「何？これ？」と言いじっと見る。「これ、私の？何て書いてあるんかな？」調査者が代わって読むと「あらほんと。書いてある」とはっきり言う。しかしその後も「あーなんやろうな」「いつもの。言うたんかな、このこと。何も注文せんけど。うーん」と言う	中等度
	指示名詞を使用し、文字が読めず、代わって読んでもわからず、その理由を次々いう	薬袋を手に取り「どうしたの？これ、何？やって？わからんのよ私。よう見えんで」質問者が代わって読むと「ああ、書いてあるやのう」眼を細めて「小せえ字がのう、はっきり見えんのやって」もう一度たずねると「はっきり見えんの。眼鏡かけたらはっきりわかるんやけど」	
	書いてある内容が理解できないが、「粒」というヒントでわかる	薬袋をみて「わからん」「何て書いてあるの？え〜あっ朝食後、、、とかなんとか」と読む。「朝食後、、、何をするっちゅうこと？」と見る。この粒は？　と聞くと「あら〜、ほんとや。これ飲めちゅうこと？」、飲むということは？　と聞くと「お薬やろね。どうもそうや」と言う	
	記憶がなくわからない	「知らんのやって」表情が硬くなる。その後トロミ調整剤の使用の有無に対する質問にも「知らんのです。今日だって初めてです」と言う	中等度
	知らないと言う	「知らん」表情が硬くなる	
	すぐにわかる	薬袋を見るや「お薬くすりのんだんやぞ」と言う	
	記憶がなく拒否する	薬袋を見ると「飲まれんで、いや」「飲んだことないで嫌」	
	すぐにわかる	薬袋を見るとすぐに「くすりか」と言う	重度
	書いてある内容がわからない	薬袋を手にとってしばらく眺めるが答えず黙って袋を開けて飲み始め、その後これはお薬ですか？と尋ねると「おくすりです」と言う	
	薬袋のラベルを読んでわかる	薬袋を見るとすぐに「くすりか」と言う	
	薬袋のラベルを読むがわからない	「これの中身腹痛いのじゃないの？」と答え、『お薬ですか？』と質問すると「おくすりや。これおくすりじゃないの？」と言う	
	薬袋のラベルを読み触り、わかる	薬袋を見るとすぐに「くすりか」と言う	
特定不能	薬袋のラベルを読んでわかる	薬袋を見て「薬って書いてある」と言う	中等度
	薬袋のラベルを読んでもわからない	「知らんわこんなの。見えんもん」薬袋を手にとって「そんなんわからんて」と言う	
	すぐにわかる	薬を見るとすぐに「おくすりですよ」と言う	

〔文献3〕を一部改変〕

表1-3　認知機能障害の重症度別薬の説明に対する関心

薬の説明に対する関心（＝27）		軽度（7名）	中等度（13名）	重度（7名）
MMSE平均（最小値—最大値）		21.7点（20-24）	16点（12-18）	6.7点（0-10）
薬の説明に質問や感想、服用していた薬を思い出す、身を乗り出して聞くなど関心ある態度を示す	薬の説明に対する関心がある24名（88.9%）	5/7名（71.4%）	8/13名（61.5%）	4/7名（57.1%）
1回は薬の説明に関心を示す		2/7名（28.6%）	4/13名（30.8%）	1/7名（14.3%）
説明に無言、「ふーん」のようなそっけない反応、または説明を拒否する言動	薬の説明に対する関心がない3名（11.1%）	0/7名	1/13名（7.7%）	2/7名（28.6%）

〔文献2）〕

分の症状や自分の考えを結びつけて考える〉、〈説明の内容や説明自体を肯定的に受け止める〉[3]などであり、認知症に薬の説明をすることで、認知症高齢者自身が自分の体に関心を向けていた。それぞれの内容を記す。

〈説明を聞いて疑問が浮かぶ〉

　説明された内容と自分の身体の状態を結びつけ、さらに疑問をもつことが特徴である。この反応は、複数回、薬の説明を受けた後に出た。

● 「朝の薬は足がむくまないようにする薬です」というと「あーほうですか。足がむくむのはなんでかね？」と不思議そうな顔をする。「心臓の影響ですかね」というと「心臓が弱いんか？」と聞く。「そんなことはないですか？」と聞くと「心臓の検査は去年も行ったで」。（DLB、軽度）

● 「何の薬かご存知ですか？」に頬を紅潮させ、口に手を当てふふふと笑いながら「早起きの薬」と言う。「早起きの？」と一緒に笑うと自分から「昨日の夜のは？」と聞く。（DLB、中等度）

● 「今朝のお薬は何が入っているかご存知ですか？」と聞くと「なんかこれ胃の薬とか入っちょるんやってね」と言う。「そうそう、胃の薬も入ってるんですけど血圧を下げる薬も入ってます」と言うと、心配そうな顔で「血圧も高いんかの？」と言う。（AD、軽度）

〈説明と自分の症状や自分の考えを結びつけて考える〉

　説明と自分を結びつけて考えることが特徴である。MMSE 17〜22点と軽度〜中等度の認知機能障害の高齢者ばかりであった。

● 何のお薬を飲んでいるかと聞くが「知らない」と答える。「かゆみ止めとおなかの調子を整える薬」、と顔を見て言う。「・・・二つともあてはまるわね」という。「あてはまりますか？何処がかゆいですか？」と聞くと「からだ全身。あったまると」と言う。（DLB、軽度）

- 「夜は寝つきをよくするお薬と、痛み止めを飲んでます」と言うと「そしたらこれはいつまでも続けていいのかしら」と言う。「私、Aさんにお体痛いところはないか聞こうと思っていたんです」と言うと「あ、ほんと。うん何処も痛いとかそういうとこないんですけど」と言う。「そうなんですか」に対し「別に痛みがなければ止めてもいいと思うんですけどどうでしょうね」と言う。「ほんとですね」に「先生にいっぺん聞いてもらえますか？」と言う。(AD、中等度)
- 「これ漢方薬やでの」と薬を見て言う。「はい、頭の神経の働きをよくするお薬です」に「あらいいのう、なおいいのう」「今からぼけようとしてるやで」「そうですかー。なんか・・・」と一旦言葉が止まり、「年がいったで、お年用の薬かと思った」という。「何の薬？」と聞き返すと「あのう、年がいったでよう、年寄りが年いかんようになる薬かとおもったんやって」と言い一緒に笑う。「もう年やでぼけんようになる薬かと思った」と言う。(AD、中等度)

〈説明の内容や説明自体を肯定的に受け止める〉

- 「頭の神経の働きをよくするお薬を2つ飲んでいます」に「あー、そりゃ大事や！」とにっこりする。(DLB、重度)
- 頭の神経の働きをよくするお薬が入っていると言うと「入ってるんか」と聞き返す。「そうなんです」に「ひでえこっちゃ」と笑って筆者の背中をたたく。「聞いたことなかったですか？」と聞くと「ふーん」と真面目な顔になる。「今はじめて聞きましたか？」と質問すると「そやー、

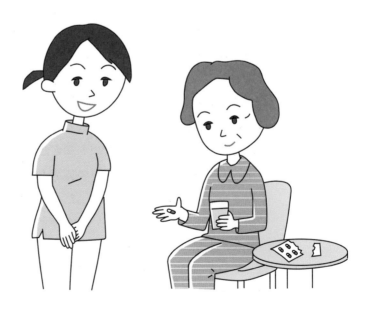

誰も教えてくれなんだし」と笑う。「誰も教えてくれなかったですか？」と聞き返すと「うん、姉ちゃんだけや」と言い、ふははと豪快に笑う。「このお薬飲んでると聞いてどう思われました？」に「うれしい」と即答する。（AD、軽度）

アルツハイマー病の高齢者が薬の説明を受けた時、「入ってるんか」と聞き返し、「誰も教えてくれなんだし」と笑い、聞いた後の気持ちを聞くと「嬉しい」と即答した事実は、認知症高齢者にも必ず、薬の効能を説明する必要性を示唆している。また、認知症高齢者は説明を受けることで「別に痛みがなければ止めてもいいと思うんですけどどうでしょうね」、「先生にいっぺん聞いてもらえますか？」と中等度のアルツハイマー病の高齢者が語ったことは、認知症が進行しても、説明を受ければ自分の身体症状と合わせ服薬の必要性について考え、医療者と話し合うことのできる可能性があることを示している。

◆ 4 ◆ 入院中に認知症高齢者の服薬管理能力を低下させない服薬援助時の問い

薬袋を提示し、「これは何ですか」「何の薬を飲んでいるかご存知ですか」とそれぞれ尋ね、認知症高齢者からの回答を待ち、「これは○○の働きをよくするお薬です」などと薬の効能を説明、内服してもらうまでの平均所要時間は4分53秒±3分33秒であった[2]。非常に忙しい現場のなかで、一人の認知症高齢者の1回の与薬に約5分、時間をかけるのは難しいと思われるかもしれない。しかし、日常生活動作が一人では困難になる重度の認知症高齢者であっても、「これは何ですか」と質問することで、1回は薬を認識できることを重く受け止める必要がある。認知症高齢者が薬を飲みたくないと言うのは、薬の必要性が理解できないからである。飲みたくないものを飲んでもらうことに労力と時間をかけるよりも、「これは薬です」と明確に伝えて介助をする時間をかけることの方が、認知症高齢者にとっても看護師にとっても負担は少ないと考える。このひと言は、認知症高齢者が薬を認識するだけでなく、自分の体調不良と治療を結びつけて思いを巡らせるきっかけになる。5分を惜しまず、服薬介助の場面では認知症高齢者に薬袋を提示し、記載されている内容を読んでもらってほしい。

また、半数以上の認知症高齢者が薬に関心を示した結果は、認知機能が低下しても、自分の身体と健康維持に影響を与える薬に関心を持ち続けていることを示している。Fetherstonhaugh ら（2013）は認知症の人自身の意

思決定に対する思いを調査した。その結果、周囲が自分を意思決定に参加させようとしてくれると【Feeling central（中央にいる感情）】を感じると報告した。また、認知症の人は意思決定できるための【Subtle support（巧みな支え）】を望み、【Hanging on（つかまっている）】と自己決定を続けると同時に、【letting go（決定を）手放す】と援助を受け入れる思いを持っていることが明らかとなった[4]。服薬アドヒアランスにおける治療指針へ認知症高齢者が参加できるようにするために、看護師は服薬介助の際、繰り返し薬について説明することで、明確ではなくても毎回、自らの意思を表明できることにつながり、自分で薬を服用することを意思決定でき、中央にいる感情をもつことにつながる。

　認知症高齢者が服薬管理をできないと判断するに至るまでには、慎重なアセスメントが必要である。"指示に従わない患者（ノンコンプライアント）"とレッテルを貼られることがその患者に及ぼす影響は決して小さくない。そのことによって、適切な治療を受けられなくなる可能性があることに警鐘が鳴らされている[5]。"認知症高齢者＝服薬管理は家族や支援者"とレッテルを貼るのではなく、多忙な中でも認知症高齢者に薬の効能について説明し続けてみる。その時にみえてきた力、引き出すことのできた力をまずは、このような力をもっている方なのだ、と肯定的にみようとすることが重要である。肯定的にみることによって、認知症高齢者の服薬管理に必要な力を慎重にアセスメントすることにつながり、彼らが服薬管理に参加し続ける可能性を少しでも伸ばせる。この重要な役割を担うことができるのは、24時間ケアを行っている看護師だけである。

・5・ おわりに

　筆者は認知症高齢者に薬の認識を尋ねる調査を行うまで、認知症高齢者は服薬管理に参加することは難しいと考えていた。約1ヵ月の調査期間、驚きの連続であり、認知症高齢者の力を知ろうとしていなかった自分に気づいた。この調査を行った後、筆者は臨床現場で日々薬についての認識を質問し、薬の効能について説明を行っている。1日の勤務時間の数分を割くだけで、認知症高齢者が治療に参加できる可能性を実感する毎日である。一方、忙しさのあまり、わかりやすい言葉を使えていない時や、認知症の方の注意を向けられないと反応が乏しいこともあり、自分のかかわりを反省することも多い。この本を手にとってくださった皆様も、ぜひ、薬の介助をする時に、薬袋を見てもらい「これは何ですか」と尋ね、「この薬は○

○のために飲んでいます」と認知症の方の視界に入り、わかりやすい言葉で説明していただけると、思わぬ力を発見することにつながり、認知症高齢者への服薬管理の方法も変わるのではないかと期待する。

＊引用文献

1) 厚生労働省：平成30年社会医療診療行為別統計の概況
   https://www.mhlw.go.jp/toukei/saikin/hw/sinryo/tyosa18/dl/yakuzai.pdf
2) 宮川充子，久米真代，高山成子（2020）：認知症高齢者における薬の認識と理解・関心に関する研究，日本認知症ケア学会誌，19(2)，p.408-418.
3) 宮川充子（2015）：参加観察法を用いた認知症高齢者における「服薬についての認識」に関する研究，石川県立看護大学大学院博士前期課程.
4) Fetherstonhaugh D, TarziaL, NayR（2013）：Being central to decision making means I am still here！：The essence of decision making for people with dementia. Journal of Aging Study, 27, p.143-150.
5) メアリーA.マテソン，エレアノールS.マコーネル/荒川唱子，小野寺杜紀，橋本妛生訳（1995）：看護診断にもとづく老人看護学5　老人医療のシステム，医学書院，p.25.

3 再入院予防のための在宅療養後方支援病院と訪問看護師との情報共有、仕組みづくり

　病院へ入院するということは、治療を目的としており、その目的を達成するために、これまでと一転した環境に身を置かなければならない。このような環境変化も、脳の機能が脆弱でない人には、何ら大きなことではないかもしれない。しかし認知症高齢者は環境に適応する力が弱く、外部からの刺激を受けやすい。そのため認知症高齢者にとっては、時に入院はとても大きな負担となり、生活や生命を脅かす結果となることもある。そのため、入院を回避できることが望ましい。また、たとえまだ入院継続が必要な状態であったとしても、せん妄などのリスクから、これ以上の入院継続がかえって認知症高齢者の生活の質（以下QOL）を落とすのではないかと考えたことはないだろうか。そもそも医療は、QOLを上げるためにある。それが叶えられない以上、入院は認知症高齢者にとって害になる場合もある。そこで、できるだけ再入院を予防し住み慣れた環境で生活できるよう支援する必要があるが、その鍵を握っているのが、在宅療養後方支援病院や訪問看護師の存在である。

　在宅療養後方支援病院とは、平成26年度に制度化され、地方厚生局長から認可された200床以上の病院の施設基準である。在宅医療を提供している医療機関、いわゆるかかりつけ医と連携し、あらかじめ緊急時に入院先として希望を届け出ていた患者の急変時に24時間体制で対応し、必要時には入院を受け入れる機能を持っている。一方、訪問看護では、看護師などが居宅を訪問し、主治医の指示のもと、多職種と連携を図りながら看護を提供する。これにより、病気や障がいがあっても、居宅で最期まで過ごすことが可能になっている。

　このように、超高齢社会のわが国では今、病院から在宅へつながる流れを示しており、多くの病院も、いかに患者を住み慣れた場所へ早く帰すかということを常に考えている。そのため、退院支援は医療ソーシャルワーカーや退院支援看護師だけが担うものという考えでは、国が示す流れに追いつかないところまで来ている。同じように、退院した認知症高齢者の身

体疾患が悪化し再入院を招かないために、病棟看護師は、在宅療養後方支援病院や訪問看護の役割についていかに理解し、情報共有をして連携を図っていくかということを、考えなければならない時代に来ているのである。

◆ 1 ◆ 症状マネジメントを担う存在の確認と 家族への教育の必要性

　　認知症高齢者の在宅生活を継続する鍵は、症状マネジメントである。まず、認知症高齢者は、認知機能低下の進行に伴い自立した生活が妨げられ、さまざまな症状を招く。例えば排便動作を忘れることから便秘を起こしたり、摂食動作を忘れることから食事摂取量低下を起こしたりする。また服薬管理や受診行動がとれなくなることで、慢性疾患の悪化を招く。さらに言語的に苦痛な症状を訴えることが難しくなることで、心身の不調が見逃されやすい。このように、認知症高齢者にさまざまな症状が起こっても、それが認知症の心理・社会症状（以下BPSD）として表現されることが多いため、体調不良等の身体的要因に気づかれずにいることも多い。そしてそれに気づいた時には、すでに重症化しているということも少なくない。そのため、いかに認知症高齢者の症状に早く気づき、相応しい医療が受けられるようマネジメントするかということが、認知症高齢者のQOLに影響してくる。とりわけ独居の認知症高齢者であれば、この症状マネジメントを担う人がいるか否かが、大きな分かれ目となる。

　しかし当然ながら、家族と同居している認知症高齢者は心配ないということではない。家族に、なぜ認知症高齢者の症状マネジメントが必要であるかということを、まずは理解してもらう。そして家族が、「何かいつもと違うな」と認知症高齢者の小さな異変に気づけるよう教育しなければならない。すなわちBPSDを、認知症高齢者が発するSOSと捉え、背景に体調不良等の身体的要因が隠れていることを認識してもらわなければならない。実はこれは、看護師であっても難しいことであり、BPSDに振り回されていることも多い。筆者が経験した認知症高齢者の身体症状が見逃されていた例を示し整理した（表1-4）。

何度もトイレ通いをするAさん

Aさんは易転倒状態でありながらも、何度もトイレに通っていた。看護師は、Aさんはトイレに行ったことをすぐに忘れてしまうと考え、トイレに向かうAさんに対し、「さっきもトイレに行きましたよ」と声をかけ、行かないよう行動を制していた。しかし、排尿後の不快感が継続しているのかもしれないと考え、尿検査を依頼したところ、膀胱炎を起こしていたことが分かった。

ご飯を見ると怒りだすBさん

Bさんは、普段、穏やかにテレビを見ているのに、食事を配膳すると急に立ち上がり、「いらん」と語気を荒げることがあった。看護師は、Bさんは食事の認識ができないと考え、Bさんに対し、「ここに座って食べましょう」と声をかけ、立たないよう促していた。しかし、食事を食べたくないのかもしれない、それは便秘が原因かもしれないと考え、腹部の観察をしたところ、硬便が詰まっていた。

急にウロウロしなくなったCさん

Cさんは、いつも落ち着かない様子で車椅子を自操していた。看護師は、Cさんが目の届かない所へ行かないかいつも気にかけていた。しばらくして、Cさんがベッドに臥床していることが増えたが、看護師は、車椅子で動き回るより危険が少ないと考えそのまま起こさず様子を見ていた。しかし急に動かないのはどこかが痛いのかもしれないと考え、レントゲン撮影を依頼したところ、足趾に骨折を認めた。

表1-4 身体症状が見逃されていた例

BPSDとして 表れていた行動	看護師のとらえ方	看護師が起こした行動	引き金となっていた 身体的要因
何度もトイレ通いをする	排泄したことを忘れている	「さっきもトイレに行きましたよ」と声をかけ、トイレに行くのを制する	膀胱炎を起こしていた
食事を見ると、怒り出す	食事ということが認識できていない	「ここに座って食べましょう」と声をかけ、立たないよう促す	便秘を起こしていた
ほとんど発語もなく横になっている	臥床していれば危険がない	そのまま、そっとして起こさず見守る	骨折を起こしていた

このように、再入院予防のためには異常の早期発見が重要であり、症状マネジメントを担う、もしくはそれを家族に教育する看護師の存在がなくてはならない。

◆ 2 ◆ 訪問看護師とケアマネジャーの関係づくりの重要性

　先に述べたように、認知症高齢者の症状マネジメントや家族教育を担うのが、在宅療養後方支援病院や訪問看護師である。ここでは、認知症高齢者とその家族が訪問看護師とつながりをもつ重要性と、そのつながりを促進するために、筆者が訪問看護を行っていた時に実施した取り組みについて述べる。

　訪問看護師が在籍する訪問看護ステーションの数は年々増加し、2019年4月1日現在で11,161件が稼働している[1]。在宅で暮らす認知症高齢者が訪問看護を利用しようと考える場合、介護保険の申請とともに、ケアマネジャーの立案するケアプランに訪問看護の利用を組み込んでもらう必要がある。しかし、ケアマネジャーの多くが福祉職である現状から、医療知識の不足による不安を抱えており、それが訪問看護導入の判断に影響を及ぼし、退院後の再入院の予防としての訪問看護の導入につながらないケースが多い[2]。実際、筆者も訪問看護導入のタイミングに対して、ケアマネジャーと訪問看護師の間で温度差があると感じてきた。訪問看護は、在宅で医療との唯一の接点となるサービスであり、認知症高齢者にとっては、再入院予防のために欠かせないサービスである。訪問看護師に症状マネジメントによる病状悪化を予防してもらいながら、時には入院が必要かを判断してもらうことで、在宅で長く生活ができるはずである。すなわち、入院（再入院）予防には、ケアマネジャーに訪問看護を活用してもらうことが大きいのである。筆者が取り組んできたケアマネジャー対象の勉強会について紹介する。

🍃 ケアマネジャー対象の勉強会開催で顔の見える関係づくり

　筆者が訪問看護ステーションに勤務していた時、もっと訪問看護師を活用して欲しいと思うことが多かった。例えば、入浴介助はヘルパーに依頼されることが多かったが、実は血圧の変動が激しく、入浴中、その観察を要するというケースがあった。このように、入浴介助というケア提供の内容は同じでも、看護の視点で観察やアセスメントが必要な場合もしばしばあった。

　しかしケアマネジャーから、「訪問看護は敷居が高い」という声を聞くことも多く、訪問看護の利用には高い壁があることを実感した。そこでまず、ケアマネジャーを対象に、「介護現場における訪問看護活用術」という勉強

会を行い、顔の見える関係づくりとともに、訪問看護をもっと活用しても
らえるよう訴えた。そしてそれ以後の勉強会のテーマに関しては、訪問先
で出会うケアマネジャーに、どのような内容なら参加したいかを聞き取り、
加齢の変化や認知症、ACP（p.47）に関するテーマを取り上げた。このよう
ななかで、「何度も誤嚥を繰り返しているが、どうしても口から食べてもら
いたいという思いの強い家族がおられて…」や、「十分な介護力がないまま
在宅介護を続けている家族がおられて…」等、対応の難しいケースについ
て相談を受けることも増えた。このようなケースについて一緒に考え、協
働に努めることで、筆者の勤務する訪問看護ステーションの利用に関わら
ず、気軽に相談してもらえる存在となることができ、訪問看護に対する誤
解を払拭することにつながった。

◆ 3 ◆ 病棟看護師と訪問看護師がつながる必要性

　在院日数の短い現代では、入院したその日から退院を見越して支援する
ことが求められる。例えば認知症のある夫をもつ妻から、「主人は認知症だ
けれど、大きな問題なく生活できているから大丈夫」や、「私は長い間、介
護してきたので大丈夫」と言われたら、どのように答えるであろうか。『家
族がそう言うのであれば大丈夫であろう』と判断するだろうか。このよう
な時はまず、その認知症高齢者が医療と接点をもって生活しているのかを
確認する必要がある。そして、もしまだであれば、家族に必要性を説明す
るとともに、家族から、もしくは直接、ケアマネジャーに連絡をとってい
く。

　また入院時から、退院後の生活に関する情報収集を始めておくことも重
要である。なぜなら、これまでできていた日常生活動作をできる限り維持
しなければ、在宅へ退院できなくなる恐れもあるからである。入院生活を
送る上で必要な情報収集ではなく、在宅へ退院するために必要な情報収集
をしなければならない。例えばトイレの回数だけでなく、尿便意の有無、
排泄動作、トイレまでの距離、歩行状態等を把握し、入院中にその力を維
持することを目指しケアを提供しなければならない。しかし病棟で、これ
らの情報を入院後に一から収集するのはたいへんな時間と手間である。そ
こで訪問看護師からのサマリーが非常に大きな意味をもつ。

　よく病棟看護師からも訪問看護師からも、「サマリーに欲しい情報がな
い」という声を聞くが、では、どのような情報が必要かということを意見

交換したことはあるだろうか。地域包括ケアシステムが推進され、地域の看護師が一堂に会す機会も増えているのではないだろうか。筆者の地域においても、「看護つながる会」が発足し、病院、施設、在宅の看護師とで、顔の見える関係づくりを進めている。『自分は病院に就職し、ましてや管理職でもないので関係ない』では、看護師として超高齢社会を支えてはいけない。ぜひ顔の見える関係づくりのために、自分なら何ができるかという視点をもって欲しい。このような思いで実施したのが、病棟看護師による訪問看護体験実習である。

🍃 病棟看護師による訪問看護体験実習の実施

訪問看護事業が医療保険の一部として制度化されたのは、1991年である。また2025年問題をはじめとし、訪問看護のニーズは高まっているが、多くの新卒看護師が病院へ就職している。このようななかにあって、病棟看護師の多くが入院してくる患者を生活者として捉えることが難しく、加えてその高齢者の退院後の生活を想像することが難しい。そこで、病棟看護師による訪問看護体験実習を行った。2日間という短い時間であったが、訪問看護師に同行した病棟看護師からは、「医療処置のない方に訪問看護が必要なのかと思っていたが、家での暮らしを続けるための健康管理を担っていることが分かった」、「病院でのケアのやり方を家族に教えても、まったく意味がないことが分かった」「ご本人やご家族にとって、生活を継続していくためには訪問看護師の存在が大きい」等、訪問看護師に同行したことで実感できた学びがあった。

◆4◆ 在宅療養後方支援病院と訪問看護師との関係

同様に、退院した身体疾患をもつ認知症高齢者は、在宅療養後方支援病院と接点をもつことも重要である。在宅療養後方支援病院は、2015年7月の届け出で全国に298件ある[3]。在宅療養後方支援病院は、かかりつけ医と連携を図り、あらかじめ登録することで、緊急時には入院が可能となる。かかりつけ医と在宅療養後方支援病院は連携を図り、少なくとも3カ月に一度はその方の情報交換をしていることから、緊急時の対応が可能となる。在宅で生活する認知症高齢者にとって、このいざという時の受け入れ先の存在は、本人はもちろんのこと、家族にとっても非常に心強いことである。

そのため病棟看護師は、まず地域の在宅療養後方支援病院について把握を
する。そして認知症高齢者が退院する際、認知症高齢者や家族に在宅療養
後方支援病院と接点をもつよう伝えていくとともに、ケアマネジャーや訪
問看護師にも、必要性を訴えていくことが望ましいと考える。

・5・ おわりに

　認知症があるからといって、本来、受けられるべき治療が、適切な時期
に、適切に受けられないというようなことがあってはならない。しかし、
やはり脳機能の脆弱さから環境に適応しにくい認知症高齢者にとって、入
院はQOLに多大な影響を及ぼす。看護師は、認知症高齢者ができるだけ
今の生活を維持しながら、相応しい医療やケアを受けることができるよう、
自施設外の資源に目を向け、幅広いネットワークづくりのためにできるこ
とを考えてみよう。

＊引用文献
1）一般社団法人全国訪問看護事業協会：訪問看護ステーション基本情報
　https://www.zenhokan.or.jp/wp-content/uploads/r1-research.pdf
2）下吹越直子ほか（2016）：介護職ケアマネジャーの訪問看護導入を判断する根拠，日本職業・災害医
　学会会誌 JJOMT Vol.64，No.1，p.46-53.
3）厚生労働省：中央社会保険医療協議会（中央社会保険医療協議会総会）資料，総－3.29.4.12
　https://www.mhlw.go.jp/file/05-Shingikai-12404000-Hokenkyoku-Iryouka/0000161550.pdf

4 維持血液透析の治療の選択における看護
―認知症高齢者の維持血液透析の「開始」「見合わせ」の意思決定への関わり

　血液透析を受ける高齢者において、認知症の診断を受けている高齢者は、認知症の診断を受けていない高齢者よりも、死亡率や透析離脱率が高いことが報告されている。その理由として、認知症高齢者の場合には透析中の患者に必要な生活セルフケアタスクが実行できない、適切な栄養量を摂取できない、投薬を遵守できない、易感染状態（特に肺炎）であることが挙げられている[1,2]。このように考えると、認知症高齢者の場合は、特に透析開始の時点から、人生の最終段階における治療の選択を決定しているということができる。

◆ 1 ◆ 血液透析を受ける認知症高齢者の「開始」「見合わせ」「自己決定」に関する提言

　現在、大きな課題となっているのは、認知機能の低下した患者に血液透析を開始するのかしないのか、もしくは、開始した血液透析をそのまま継続するかどうかの「見合わせ」である。2014年に日本透析医学会から公表された『維持血液透析の開始と継続に関する意思決定プロセスについての提言』[3]で、「患者への情報提供と自己決定支援」、「自己決定の尊重」、「同意書の取得」と患者の自己決定支援の提言とともに、「見合わせを検討する状況」が示された。この提言の中では「認知症」という表現は使われていないものの、「抑制や鎮静をしなければ安全に実施できない」「理解が困難な状態」で見合わせの検討が必要とされている。

　なぜ、いま血液透析の「見合わせ」が焦点となっているのか？　かつて50年ほど前の日本の維持血液透析（以下、血液透析）は、国民皆保険の適応もなく装置の台数も少なかった。そのため、糖尿病腎症などの予後不良の患者、年齢が45歳以上、導入後社会復帰が不可能な患者は適応外とされ、透析治療を受けられる患者はごく少数に限られていた。しかし、透析装置の性能と技術の向上、そして高額療養費の支給対象に透析療法が選定

されたことで、血液透析を受ける患者数は大幅に増加し、1988年には10万人に満たなかった透析患者が、30年後の2018年には3倍以上の約32万7千人となり[4]、日本は世界でもトップクラスの透析技術と恩恵を提供できる国へと発展した。その結果透析患者の高齢化は進み、2018年の統計[4]では、透析患者の平均年齢は68.75歳、透析開始の平均年齢は69.99歳と高くなった。血液透析の目的が、社会復帰を目指す救命治療延命治療の要素が強くなって、終末期における血液透析のあり方について考えなければならない状況になったのである。

2014年の提言が公表された2年後の日本透析医学会による実態調査では、「47.1％の施設が透析の見合わせを経験し、見合わせた患者の約89.7％が高齢者で、その46.1％が認知症であった」[5]と、認知症高齢者が見合わせの大半を占めていた。この調査結果と世界と日本における現時点でのコンセンサスを参考に、2020年4月には『透析の開始と継続に関する意思決定プロセスについての提言』[6]が公表されている（表1-5）。この提言は、アドバンス・ケア・プランニング（advance care planning：ACP）と、患者と医療チームとの共同意思決定（shared decision making：SDM）がより強調された内容となっている。ここで注目すべきなのは提言7「医療チームと家族等による，理解力や認知機能が低下した患者の意思決定支援」である。ここには、認知症を専門とする医師やサポート医との連携で認知症高齢者の意思決定を尊重すること、患者本人が意思決定できる早期の段階からのACPが望ましいことが示されている。

これまでの認知症高齢者の血液透析における支援は、透析中の自己抜針

Column 6

維持血液透析における「開始」と「見合わせ」の言葉の意味について

　日本透析医学会は2014年の『維持血液透析の開始と継続に関する意思決定プロセスについての提言』[3]の冒頭の緒言で「開始」と「見合わせ」の言葉の意味と理由について説明している。それによると、従来の透析の「導入」という表現は、「医療者側からの一方的な判断による決定という印象が強いので，患者と医療者との共同決定という意味を込めて、「開始」という用語を使用する」。また、透析の非開始や継続中止を「見合わせ」という表現にし、その理由として、「この言葉は状況次第では何時でも透析の開始または再開を再考するという含みを持たせられるから」と説明されている。2020年の「提言」では、この言葉が定着したとみなし、「見合わせる場合は」などの表現を使用している。

表1-5　2020年『透析の開始と継続に関する意思決定プロセスについての提言』

提言1　医療チームによる患者の意思決定支援の尊重
1) 患者が意思決定した医療ケアの方針を尊重する.
2) 患者から透析開始前に透析の開始同意書を取得する.
3) 患者に事前指示書（advance directives：AD）を作成する権利があることを説明する.

提言2　患者との共同意思決定（shared decision making：SDM）
1) 患者に必要な情報を十分に提供する.
2) 患者から十分な情報を収集する.
3) 話し合いを繰り返して, 患者が最良の選択を行えるように支援する.
4) 患者に腎代替療法（renal replacement therapy：RRT）に関する情報を十分に提供する.
5) 透析の開始が必要な時点で, 患者がRRTを選択しない場合, 患者・家族等（相続人を含む）と話し合いを繰り返し, 合意形成に努める.
6) 患者が意思決定した医療とケアを受けられているか評価を行う.

提言3　患者とのアドバンス・ケア・プランニング（advance care planning：ACP）
1) さまざまな機会に今後の医療とケアについて十分に話し合う.
2) 意思決定プロセスに準じて, 患者が望む医療とケアについて十分に話し合う.

提言4　医療チームによる人生の最終段階における透析見合わせの提案
1) 表に基づき, 透析の見合わせを検討することもできる状態と判断する.
2) 意思決定プロセスに準じて対応する.
3) 保存的腎臓療法（conservative kidney management：CKM）を選択して透析を見合わせた後も適切に緩和ケアを行う.

提言5　意思決定能力を有する患者, または意思決定能力を有さない患者の家族から医療チームへの透析見合わせの申し出
1) 意思決定能力を有する患者の意思, または意思決定能力を有さない患者の事前指示書（文書または口頭）を確認する.
2) 人生の最終段階ではないと診断した場合, 生命維持のために透析を永続的に必要とする末期腎不全（end-stage kidney disease：ESKD）と診断する.

提言6　患者から家族等への病状説明拒否の申し出
1) 理由を把握し, 患者の意思決定能力の有無を確認する.
2) 意思決定能力を有する場合には家族への連絡は原則差し控えるが, 有さない場合には家族等に連絡する.
3) 尿毒症症状を認める場合, またはCKMを選択して透析を見合わせる場合には, 患者に家族等に連絡することを伝えたうえで, 病状を家族等に説明する.

提言7　医療チームと家族等による, 理解力や認知機能が低下した患者の意思決定支援
1) 患者の意思を尊重して, 意思決定を支援し, 本人が望む最良の医療とケアを提供する.
2) 意思決定が可能な段階で, 家族等に患者とACPを行うことを促す.

〔文献6）〕

　などリスク予防に焦点が当てられていた。今回の提言を契機に、認知症高齢者は「自己決定」ができないのではなく、伝えることに困難さがあることを医療スタッフが理解し、さまざまな場面でどのように自己決定の力を引き出す支援をしていけるのか、人生の最終段階において透析見合わせの検討にどのように認知症高齢者が参加するのか、どのように彼らの意思を確認するのか、に期待をしていきたい。

❖ 2 ❖ 認知症高齢者の血液透析の「開始」「見合わせ」「自己決定」についての透析看護師の認識とケア

　ここでは、筆者が2019年に行った認知症高齢者の透析の「開始」「見合わせ」および「認知症高齢者の自己決定」について、看護師の認識の実際を調査した結果に基づいて述べる。この調査を行った理由は、患者が血液透析を長期的に続けていくうえで、透析治療に携わる看護師の役割が非常に大きく、認知症高齢者が透析治療を「開始」および「見合わせ」の自己決定をしていく際に看護師の認識が鍵になると考えられたからである。

　調査は、2019年に透析室に勤務する看護師（以下、透析看護師）を対象に行った。認知症高齢者の場合、自分の思いを表現することが困難である。その思いを汲み取ることに看護師が苦慮していることが考えられ、認知症高齢者の透析の「開始」および見合わせの時期に意思をどのように確認しているのかなどを質問した。211名から回答が得られ、そのうち有効な回答は208名の結果である。対象者は179名が病院（約86%）、25名が無床診療所（12%）、4名が有床診療所（約2%）であった。

① 透析看護師は認知症高齢者の血液透析の「開始」の意思をどのように確認しているか（図1-3）

　血液透析開始時、認知症高齢者の意思をどのように確認しているのかを多肢選択で回答を得た。最も多かったのは「医師に確認」121名（約58%）で、次に「家族に確認」91名（約44%）、3番目に「本人の言葉で確認している」79名（38%）であった。看護師が、「本人の言葉で確認している」が

> ### アドバンス・ケア・プランニング（ACP）の定義[7]
>
> *Column 7*
>
> 「ACPは将来の医療・ケアについて、本人を人として尊重した意思決定の実現を支援するプロセスである」
> ＊ACPの実践のために、本人と家族等と医療・ケアチームは対話を通し、本人の価値観・意向・人生の目標などを共有し、理解した上で、意思決定のために協働することが求められる。ACPの実践によって、本人が人生の最終段階に至り意思決定が困難となった場合も、本人の意思を汲み取り、本人が望む医療・ケアを受けることができるようにする。

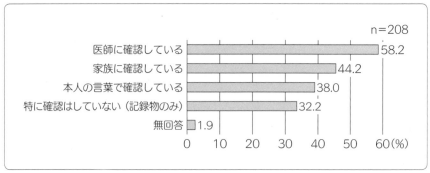

図1-3　認知症高齢者の血液透析の開始の意思をどのように判断していますか？

（複数回答可）

79名（約38％）と多かったことは透析時に接することが多く認知症高齢者の理解度を知る立場で積極的に役割を果たしていると思われた。というのは、認知症高齢者に限らず、一般的に透析患者は透析が導入されている状態もしくは導入が決定している状況で透析看護師と出会うため、患者本人が透析について承諾しているかどうかを確認することを看護師に求めていない。にもかかわらず、看護師の4割が認知症高齢者の意思を言葉で確認していた。透析開始が決定していたとしても、あらためて本人の気持ちを確認することは看護師の役割であると考えられる。しかし、透析看護師は、医師あるいは記録からの情報だけに頼るのではなく、認知症高齢者本人の言動でどのように透析治療を理解しているのかを早い段階で確認しておく必要があると考える。

② 血液透析を行っていた認知症高齢者が透析「見合わせ」となる時の判断について（図1-4）

　各透析看護師が所属している施設において、認知症高齢者の血液透析の「見合わせ」の提案を検討し始める際の判断基準は何であるかについて多肢選択で回答を得た。（認知症高齢者の「見合わせ」の経験がない場合は、「その他」「無回答」である。）「医師からの指示」143名（68.8％）が最も多かった。次いで「透析中の血圧変動や全身状態」138名（66.3％）、「認知症高齢者本人の言動や行動」76名（36.5％）も多く、透析看護師が透析中に観察した情報が「見合わせ」を検討する際の重要な基準となっていることがうかがえた。今後は多職種によるチームカンファレンスで「見合わせ」の検討がなされることになるが、透析看護師が果たす役割の大きさを示していると考えられた。

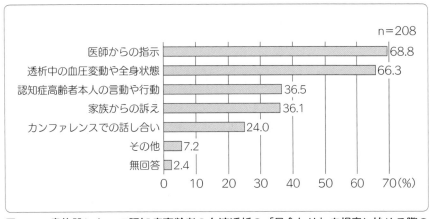

図1-4 貴施設において認知症高齢者の血液透析の「見合わせ」を提案し始める際の
判断基準は何ですか？ （複数回答可）

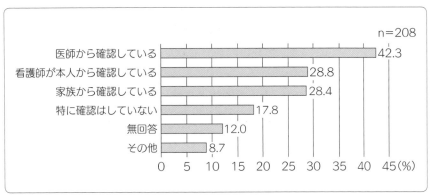

図1-5 「見合わせ」の説明のあと、認知症高齢者の決断の意思を看護師はどのように
確認していますか？ （複数回答可）

③ 血液透析の「見合わせ」の説明がされた後、認知症高齢者の決断の意思を透析看護師はどのように確認しているかについて（図1-5）

　認知症高齢者および家族が透析「見合わせ」について医師から説明を受けた後、看護師が認知症高齢者本人や家族の意思をどのように確認しているのかを多肢選択で回答を得た。「医師から本人・家族の意思を確認している」88名（42.3%）が多かったが、「看護師が本人から確認している」60名（28.8%）、「家族から確認している」59名（28.4%）と多くが普段からよく接している透析看護師が認知症高齢者・家族の意思を確認していたことがわかる。透析の開始と比較すると、透析の非開始・継続中止は深刻で重大な決定である。「見合わせ」の説明時には、必ず透析看護師が立ち会い、認知症高齢者の理解を助け、思いをうまく伝えられるように支援することが重要である。

◆3◆ 認知症高齢者が血液透析の「見合わせ」を自ら 決断する場面で透析看護師が心掛けているケア

認知症高齢者が自ら「見合わせ」の決断をする場面で看護師が一番心掛けているケアについて自由に記載してもらった。看護師は、認知症高齢者の透析への思いや苦痛などを聞き、支えることを心がけていた。

(1) ゆっくりと落ち着いて話せる環境で本人の希望を聞く

・その方がどのように何を大切に思い生きてきたか、その方らしく望む最後の迎え方についてゆっくり話を聞くこと。

・透析における苦痛（治療、食事、通院など）、家庭での楽しみやしたいことがあるかの意思確認を、興奮させないよう声掛けしている。

・本人の意思、家族（子供や兄弟）の考えを尊重する。本当に透析をやめていいのか、やめた後最期はどのように迎えたいかを聞いておく。

(2) 本人・家族の負担・苦痛に対する気持ちを支える

・本人が透析をすることに対してどう思っているか、拒否がないか。家族が透析を続けることへの負担を感じていないか、本人・家族の思いを確認するように心がけている。

・透析を続ける苦痛、しないことで起こる苦痛のどちらも苦痛を伴うが、できるだけ苦痛が最小限になるような対応ができるようにかかわりたい。

(3) 認知症を「見合わせ」の理由にしない

・「認知症だから見合わせる」のではなく、他の人と一緒で本人や家族の思いを支援する。

・認知症のみの理由で見合わせることはない。身体状況（血圧の維持が困難など）で見合わせることはあった。

⋄ 4 ⋄ 終末期医療（血液透析）における認知症高齢者の「見合わせ」と「自己決定」に関する看護師の役割と課題

　日本老年医学会は、2019年『ACP推進に関する提言』（アドバンス・ケア・プランニング：Advance Care Planning、以下ACP）のなかで、「結果的に意思決定がないと判断された場合であっても、単に意思決定能力がないという見解のもと、本人ではなく家族や代弁者に同意を求めるのではなく、本人が少しでも理解できるよう手段を講じた上で医療・ケア従事者と本人が対話する場を設定するなど、本人の意思の把握に努める必要がある」[7]と述べている。しかしながら、血液透析終末期にある認知症高齢者の意思の確認は、認知症で自分の思いが伝えにくい上に、意識レベルも低下するため、困難極まりない状況となる。そのため、看護師は、前述のアンケートの自由記載にもあるように「認知症で本人の意思が確認できないことが悩ましい。」、「認知症高齢者の意思確認は難しいので家族とも話し合い…」と悩むことが多くなり、意思確認の困難さを感じている。

　大平は、「終末期医療・ケアの強化時期は、「前終末期」とすることが好便である」[8]と述べ、その時期は日常生活基本動作（摂食・歩行・入浴・排泄動作など）がかなり困難か不能に陥った時期としている。すなわち、認知症高齢者が透析を「開始」する時点で「見合わせ」時について早々に話し合っておかなければならないということになる。しかし、認知症によって、記憶が断片化し、記憶にもとづく将来の「見合わせ」を話し合うことは難しい。また、その上に血液透析の場合、外来で保存期治療を行い、透析「開始」後は透析室に通い、終末期になると自宅生活が困難となり施設に入所するか入院（病棟）となる。リロケーションするたびに意思の確認が必要となるが、外来看護師→透析室看護師→施設あるいは病棟看護師が責任をもって認知症高齢者の透析への意思を引き継ぐ必要がある。意思の確認、意思決定支援の役割を医師にすべて委ねるのでなく、看護師が積極的に介入して認知症高齢者の思いを引き出していかなければならない。

　先述した調査の結果からは、透析看護師が、何らかの手段で認知症高齢者の血液透析への思いを確認しその思いを尊重しようとしていたことがわかる。意思決定能力が低下した認知症高齢者の意思を汲み取ることはけっして容易なことではないが、必ず自分の思いのメッセージを伝えようとしている。透析看護師が、その思いを汲み取り、医療者側と本人・家族が「これでよかった」とお互いに思える最善の選択ができるかかわりを中心になって担っていくことができると考えている。

＊引用文献

1) Anand S, Kurella Tamura M, Chertow GM.（2010）：The elderly patients on hemodialysis, Minerva Urol Nefrol, 62（1）, p.87-101.
2) McAdams-DeMarco MA et al.（2018）：Dementia, Alzheimer's Disease, and Mortality after Hemodialysis Initiation. Clin J Am Soc Nephrol.13（9）, p.1339-1347.
3) 日本透析医学会（2014）：維持血液透析の開始と継続に関する意思決定プロセスについての提言，透析医学会誌，47（5），p.269-285.
4) 日本透析医学会；わが国の慢性透析療法の現状，2018年12月31日現在.
5) 岡田一義（2018）：透析差し控え・中止「維持血液透析の開始と継続に関する意思決定プロセスについての提言」全国アンケート調査結果を踏まえて，臨床透析，34（10），p.1187-1191.
6) 日本透析医学会（2020）：透析の開始と継続に関する意思決定プロセスについての提言，日本透析医学会誌，53（4），173-217.
7) 日本老年医学会（2019）：「ACP推進に関する提言」2019年.
8) 大平整爾（2015）：透析療法における終末期治療・ケアと望ましい死—豊かな生の総仕上げを目指して—：日本透析医学会誌48（10），p.569-575.

第 **2** 章

疾患別の
認知症高齢者の
看護の実際

1 認知症高齢者のがん疼痛の判断

◆ 1 ◆ 認知症高齢者のがん疼痛緩和の難しさ

❶ 認知症高齢者はがん疼痛によって負のスパイラルに陥りやすい

　がん疼痛は持続性が強く、自然に軽快することが期待できない場合が多く、がんの進行に伴い出現頻度が高くなり、放置すると緩和が難しくなる傾向にある[1]。言い換えると、がん疼痛は放置し続けるといざ鎮痛剤などで緩和を行っても功を奏さない可能性がある。

　認知症高齢者の場合、強度の痛みであるがん疼痛をはっきりと看護師や家族に伝えることは困難となる。その要因として、言語障害や判断力の低下など複数の認知機能障害がある。はっきりと訴えられないことにより、認知症高齢者は身体的苦痛であるがん疼痛によって、容易に負のスパイラルに陥る（図2-1）。また、看護師も認知症高齢者が示す多様な痛みの表現の裏にがん疼痛があるのではないかと気づかなければ、鎮痛薬の投与や疼痛緩和のケアを行うことよりも安全確保に力点をおいてしまうことがある。安全確保を重視し過ぎると、認知症高齢者の身体機能、認知機能が低下し、日常生活動作へのケア量が増えるという負のスパイラルに陥る。結果、退院先を探すことに時間がかかり、入院期間の延長、さらなる日常生活動作、認知機能の低下という負のスパイラルが延々と続くことになる。つまり、がん疼痛の場合、その苦痛により認知症高齢者が負のスパイラルに陥るだけでなく、看護師も負のスパイラルに陥るという二重の困難が起こりやすい。この二重の負のスパイラルに陥らないように、陥ったとしても早期に断ち切れるようにすることが重要である。

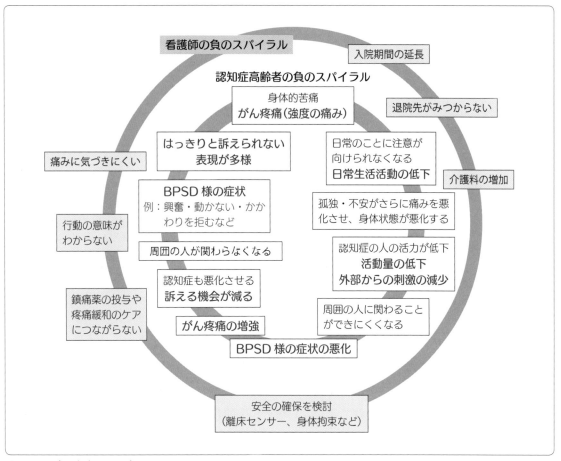

図2-1　がん疼痛による負のスパイラル　　　　　　　　　　　　　　（序章 図1をもとに作成）

❷ がんに罹患した認知症高齢者への鎮痛薬の使用割合は少ない

　緩和病棟の目的は、がんに伴うさまざまな症状を和らげ、穏やかに日常
生活を過ごすことができるようなケアを提供することである。しかし、認
知症高齢者の場合、緩和ケア病棟に入院していても、約半数は疼痛緩和の
ための麻薬が使用されていない。特に認知機能障害が高度・最高度になる
と、麻薬が使用されているのは約4割であったと報告[2]されている。また
Iritaniらはがんに罹患した認知症の人への鎮痛薬の投与量は認知症のない
人と比較すると1/6とはるかに少ないと報告（図2-2）し、看護師などが認
知症高齢者の痛みを見逃している可能性を示唆した[3]。このように、強度
の痛みであるがん疼痛の緩和に欠かせない鎮痛薬の投与割合が認知症高齢
者の場合少ない現状は、苦痛緩和が難しい現状を示している。
　なぜ、がんの場合、鎮痛薬の使用が重視されるのだろうか。それは、が

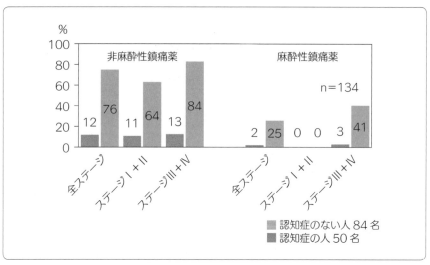

図2-2　がんに罹患した患者の認知症の有無による鎮痛薬の使用割合の違い

〔文献3〕より作成〕

ん患者の7〜9割は麻薬性鎮痛薬のオピオイドを必要とする強度の疼痛がある[4]とされるからである。わが国では、第2期がん対策推進基本計画に基づき、全ての拠点病院等に緩和ケアチーム等の整備、緩和ケア研修会の開催が行われてきた。しかし、中間報告では、身体的苦痛の緩和が十分にされていないがん患者が4割いる[5]と指摘されており、認知症のない患者にとっても、痛みなどの身体的な苦痛緩和には大きな課題がある。この結果をふまえ、第3期がん対策推進基本計画[6]では、「がん診療に携わる医療機関において医療従事者は、徹底した疼痛ケアを行い、患者の日常生活動作に支障が出ないようにする」ことが個別目標として掲げられた。つまり、がん患者を看護する看護師は、疼痛緩和を第一の目標としてケアできる知識と技術をもっていることが欠かせない。

3　負のスパイラルを断ち切る方法①
―鎮痛薬の投与―

　痛みをはっきりと訴えない認知症高齢者に対して、疼痛緩和のための鎮痛薬投与は効果があるのだろうか。Huseboらは積極的に疼痛緩和の治療を行った群は平均して17%BPSDが減少したと報告した[7]（図2-3）。着目するのは、積極的な治療が終了した8週目以降の介入群（点線）の変化である。治療が終了すると、徐々にBPSDが増えている。つまり、認知症高齢者が痛みをはっきりと訴えなくても、継続して疼痛緩和を行えばBPSDは

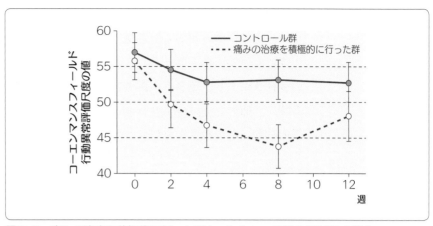

図2-3　痛みの治療を積極的に行った群とコントロール群のBPSDの変化

〔文献7）より作成〕

減少、鎮痛薬の投与は効果があるといえる。BPSDはケアする看護師にとって悩ましい症状である。同時に、認知症高齢者にとっても非常に苦痛の大きな症状であるといえる。この両者にとっての苦痛を少しでも減らすためには、認知症高齢者への積極的な疼痛緩和が不可欠である。

4　負のスパイラルを断ち切る方法②　─認知症高齢者の痛みの表現を見逃さない─

　9割の看護師が認知症高齢者の痛みを評価する際に着目した行動・反応は『「痛い」など痛みについて言う』である[8]（図2-4）。つまり、看護師は

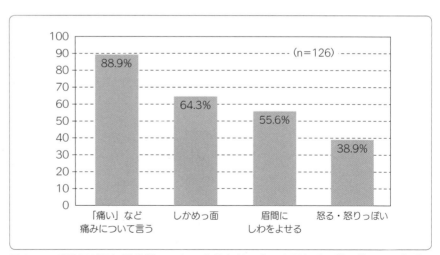

図2-4　看護師が認知機能低下のある高齢患者の痛みを評価する際に着目する行動・反応

〔文献8）より作成〕

認知症高齢者が「痛い」とはっきり言わなければ、強度の痛みを伴うがんであっても、"痛みがある"と気づかない可能性がある。看護師が痛みに気づきにくい要因のもう一つに、がんに罹患した認知症高齢者の痛みの表現の多様さがある。筆者らの調査結果[9]において認知症高齢者は、痛みのある時に「痛い」とはっきり言うだけでなく、つじつまの合わない会話、突然の行動、かかわりを避けようとするなどの行動を示した。

　胃がんのAさんは、痛みが強くなってくると腰をくの字に曲げ、声をかけた看護師が何を言っても「下の人に聞いてみて」と言い目を合わせない。同じ胃がんでリンパ節への多発転移、腹膜播種のあるBさんは、突然「地球の半分が！」と大きな声で繰り返し叫び、看護師が「地球の半分ですか？」と聞くともどかしそうに布団をめくり下腹部をさする。また、「医者に聞いてみろ」「どうしたらいいんだ」など脈絡なく言う。下肢血管肉腫のCさんは「もう結構」と会話を遮断するなどの行動がみられる。肺がんでリンパ節に転移しているDさんはテレビを見ている途中、足を何度も動かしたり、体を前に倒したり揺らしたりする。

　このように、いつもと違う唐突な言動や落ち着かない行動が出てきた時には、"もしかしたら痛みがあるのではないか"と考えることが、疼痛緩和の一手になる。
　看護師が語った認知症高齢者の痛みの表現は3つある。①言葉にならない言葉で訴える、体をひっぱるなど"ストレートに表現しない"、②なかなか言えない、表情も変わらないなどの"表現が少ない"、③直腸がんの方は

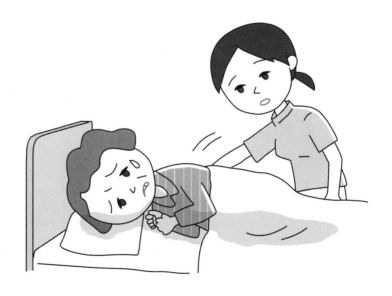

お尻がむずむず痛むので座る・立つ、トイレへの出入りをくり返して疲れてしまうなど"痛くて動いてしまう、動くとさらに痛みが増すという悪循環になっている"であった[10]。つまり、認知症高齢者ははっきり言わない、あまり言わない、痛みを悪化する行動をとってしまうといえる。見逃しやすい認知症高齢者の痛みの表現に気づくには、がんの部位と痛みが生じやすい部位の知識をもつことである。知識があれば、認知症高齢者の手の動きを意識的に観察することができる。また、認知症高齢者が動いている時にかばっている部位を発見しやすくなり、早期の疼痛緩和につながる。

　ここで改めて痛みの定義を再確認する。国際疼痛学会は「実際に何らかの損傷が起こった時、あるいは組織損傷が起こりそうな時、あるいはそのような損傷の際に表現されるような不快な感覚体験および情動体験」[11]と定義した。つまり、痛みは主観的体験であるといえる。主観的体験を自ら語りにくくなっている認知症高齢者が、体験している痛みに対してどのような感覚をもっているのか、どのような気持ちなのかを看護師が知るために必要なアセスメント技術について、次の項で説明する。

・2・ がん疼痛の緩和につなげるアセスメント技術

❶ 認知症高齢者の主観的体験を引き出す "聞き方"

　痛みは主観的体験であると考えると、まず、"痛みの有無"を確認する。その時の聞き方のポイントは、①「痛いですか」だけでなく「痛くないですか」と必ず両方向から質問する、②1回確認をして終えるのではなく、最低2回は質問することである。これは表出力の低下する認知症高齢者が、自分の体験を看護師に伝えやすくするために行う。この質問は中等度・重度の認知機能障害の高齢者が伝えやすくするために行う方法であり、軽度の場合はほとんどがはっきりと答えるので、①両方向から質問する、だけで痛みの有無を看護師は知ることができる。次に、"痛みの部位"を確認する。質問は簡潔に「痛いところを指してください」と伝える。その時に認知症高齢者がどこに手をもっていくのかを観察する。痛みを感じている部位を明確にするために、認知症高齢者が示した部位とは反対側やまったく違う"部位に触れ"「ここは痛いですか」「ここは痛くないですか」と質問する。このことにより、がん疼痛が生じている部位を明確にすることができる。さらに、痛みのある部位に触れて"痛み以外の症状"、例えば「ここはかゆいですか」や「ここは熱いですか」などの症状を確認する。このよう

表2-1　痛みの神経学的分類

分類	侵害受容性疼痛		神経障害性疼痛
	体性痛	内臓痛	
障害部位	皮膚、骨、関節、筋肉、結合組織などの体性組織	食道、小腸、大腸などの管腔臓器 肝臓、腎臓などの被膜をもつ固形臓器	末梢神経、脊髄神経、視床、大脳（痛みの伝達路）
痛みを起こす刺激	切る、刺す、叩くなどの機械的刺激	管腔臓器の内圧上昇 臓器被膜の急激な伸展 臓器局所および周囲の炎症	神経の圧迫、断裂
例	骨転移に伴う骨破壊 体性組織の創傷 筋膜や筋骨格の炎症	がん浸潤による食道・大腸などの通過障害 肝臓の腫瘍破裂など急激な被膜伸展	がんの神経根や神経叢といった末梢神経浸潤 脊椎転移の硬膜外浸潤、脊髄圧迫化学療法・放射線治療による神経障害
痛みの特徴	**ズキッとするような局在する痛み** うずくような、鋭い、拍動するような痛み 局在が明瞭な持続痛が体動に伴って増悪する	**ズーンと重いような鈍い痛み** 深く絞られるような、押されるような痛み局在が不明瞭	**ピリピリとした痛み** 障害神経支配領域のしびれ感を伴う痛み 電気が走るような痛み
治療における特徴	突出痛に対する効果的なレスキュー薬の使用が重要	非オピオイド鎮痛薬、オピオイドが有効なことが多い	鎮痛薬の効果が乏しい時には鎮痛補助薬の併用が効果的な場合がある

〔文献11）p.23を一部改変〕

に質問を重ねることによって、認知症高齢者の体験しているがん疼痛の有無、部位を知ることができる。部位を確認する時には、必ず"その部位に触れる"ことで認知症高齢者の注意を集中し、回答しやすくすることが欠かせない。

　次に、適切な薬物療法を行うためには、痛みの性質とパターンの情報が必要となる。痛みの性質をアセスメントするために必要な神経学的分類を表2-1に示す。体性痛、内臓痛、神経障害性疼痛それぞれの特徴がある。この性質を看護師は知っていることで、認知症高齢者に「重い感じですか」「ズキズキしませんか」と質問することができる。痛みの性質を質問する時には、性質の違う2つの症状を示し、認知症高齢者に選択してもらう。3つすべてを提示すると最後に質問した性質を回答しやすくなるため、必ず"2つの性質を提示"する。その時にも先述したように、必ず痛みのある部位に触れて質問する。この質問を2回繰り返す（例：看護師「重い感じですか、ビリビリですか」、認知症高齢者「重苦しいかな……」、看護師「重苦しい感じですか、ズキッと刺すような感じですか」）ことで3つの性質すべてを網羅する

ことができる。痛みのパターンを認知症高齢者が記憶し回答することは難しい。特に中等度・重度になると記憶障害が顕著になり、過去の経験を振り返って語ることが困難となる。そこで看護師は、各勤務帯で認知症高齢者の言動をそのまま記録しておく。この情報を3日分もしくは1週間分並べてみると、言動の変化が起きている時を把握することができ、痛みのパターンを知る一資料となる。これら5つの質問を行うことで認知症高齢者の痛みを引き出すことができる。これらの質問を行った看護師は以下のような感想を述べていた。

- 最初は項目も多いし正直、面倒だなと思った。だけど、聞いてみると『Eさん、聞いたら答えられる!』『痛みの性質が言える』と思った。最初から認知症の方は聞いても答えられないだろうという思いがずっとあったけど、意外と時間もかからないし、いつもバイタルサインを測定する時にかけている時間の中でできる。聞いてみることって大事だと思った。
- 両方(痛いですか?痛くないですか?)から聞くことに意味があると思った。両方から聞いてどちらかを選んでもらうってことに意味がある。自分で答えてもらうためには、そういう聞き方をすればいいんやね。
- 最初は痛くないと言っていたけど、(痛みのある部位に)触れて聞いたら自分で手をもっていったことと、「痛い」とも言ったので触れてみるというのはよいと思う。
- 痛みがあるかどうかわかりづらい認知症の方に、胸をさすって、痛いですか? つらいですか? と聞いてみた。聞くと、しばらく考えて胸をさする行動があった。触れて聞くなど、聞き方の工夫をすれば、(認知症高齢者は)訴えられるということがわかった。

　このように認知症高齢者の体験を引き出す経験は看護師にとって、認知症高齢者の力を認識できる機会になる。

　ここまで体験を引き出す聞き方に焦点を当てて述べた。聞き方は非常に重要であるが、質問する時に高齢者の感覚機能の低下を意識することも重要である。痛みの強さを評価する尺度として、NRS(numerical rating scale)、VRS(verbal rating scale)、FPS(face pain scale)など(図2-5)が用いられる。この時、認知症高齢者の視力に合わせた大きさで示すこと、老眼鏡など眼鏡を使用している場合は必ずかけてもらうことで、認知症高齢者は回答しやすくなる。また、質問をする時には、高音域が聞き取りづらくなること

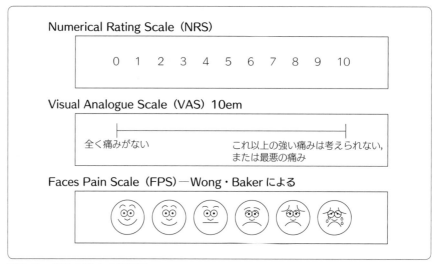

図2-5　痛みの強さの評価法

を考え、声のトーンを落とす、ゆっくり、はっきり、端的に伝える。大きな声は補充現象が起こり、逆に聞き取りづらくなることがある。そのため声の大きさには注意する。大きな声で早口になると「いまの痛みはどのくらいですか。示してください。」と伝えてもまったく尺度はみないで「300」などと突拍子もない回答が返ってくる。つまり、認知症高齢者が適切に返答できない場合、まずは看護師自身が、一文の長さはどうだったか、聞きとりやすい声で話したかと振り返り、再度、認知症高齢者にわかりやすい言葉で、ゆっくり、はっきり説明し直してみることが彼らの体験を引き出すことにつながる。

② "観察力"の向上にはいつもの情報を常にチームで共有する"共有力"の強化

　認知機能障害のある高齢者の痛みの評価に有用な視点として、①表情、②言葉・声、③体の動き、④対人関係の変化、⑤日常生活行動の変化、⑥精神状態の変化の6つがアメリカ老年医学会（American Geriatric Society；AGS）から示された[12]。これ以降、PAINAD（The Pain Assessment in Advanced Dementia Scale）[13]、Abbey Pain Scale[14]など認知症高齢者の行動観察から疼痛の強度、頻度を評価する尺度が開発されている。既存の12尺度に示されている行動観察項目を表2-2に示した。項目はAGSが示した6つにほぼ集約できることから、がん疼痛の評価を行う際も、6つの視点で認知症高齢者の観察を行う。

表2-2　既存の認知症高齢者の疼痛評価尺度の行動観察項目

尺度	表情	言葉	体の動き	対人関係	日常生活	精神状態
CNPI	しかめ面	うめき声、「痛い」等	支えが必要、さする	—	—	落着きのなさ
Doloplus-2	うつろな顔	身体的愁訴	疼痛部位の保護、保護姿勢、動きの減少、活動の参加	コミュニケーションの拒否	睡眠 入浴/更衣	行動の繰返し
NOPPAIN	しかめ面	「痛い」等 うめき声	硬直・保護、さする	—	—	落着きのなさ
PADE	しかめ面等	うめき声等	患部の保護、覚醒時間等	援助に非協力等	食事等	落着きのなさ
PAINAD	顔を歪める	大声で叫ぶ	硬直、拳握る	—	—	安心できない
PACSLAC	しかめ面等	叫ぶ等	保護、活動低下等	ケアに非協力的等	食欲変化等	怒る、興奮等
APS	苦悶の表情	声をあげる	体をよける	—	—	混乱の増強
CPAT	おびえた顔	うめき声	緊張、動く時に手を硬く握る	—	—	泣く
EPCA-2	硬い表情	ため息等	まったく動かない、動くことへの抵抗	ケアの拒否 普段より無関心	—	普段と違い興奮状態
MOBID	しかめ面等	「痛い」等	保護する	—	—	—
PAINE	しかめ面	うめき声等	さする、移動の抵抗等	無関心	食欲の変化	落着きのなさ 泣く等
PBOICE	歯を食いしばる	—	患部を掴む、マッサージする等	—	—	—

　認知症高齢者が示すがん疼痛の有無について観察を行う際、重要なのはいつもの状態、つまり痛みのない状態の時と比較することである。看護師全員がいつ認知症高齢者を担当しても、いつもの状態と比較し、早い段階でがん疼痛の存在に気づける観察力を向上するために、6つの視点で情報収集した結果を常にチームで共有できる環境をつくることを提案する。湯浅は、各々がもっている認知症高齢者に対する情報や評価が交換されることで、認知症高齢者の像が豊かに形成され、その能力がより正当に評価されうる[15]、と述べている。つまり、24時間を交代で勤務している看護師各々がもっている認知症高齢者の情報を共有することで高齢者のいつもの像を全員が同じように形成することができる。情報共有をする時に重要なのは、特別な時間を設けるのではなく、普段、何気なく交わされる会話の中に共有する必要のある情報を組み込んでいくことである。そうすることで、共有力は自然と強化され、痛みを示す行動を観察する力が向上していく。

❸ ケアを行って認知症高齢者の "反応を探る"

　認知症高齢者の痛みを評価する時には、食事、排泄、整容などの日常生活動作へのケアを行った時の反応を観察することも重要である。痛みは安静にしている時はないが、動くことで生じる場合もある。

> 　Fさんは膵臓がんで肝臓に転移しており、オキシコンチン、ロキソニン、カロナールが投与されていた。ケアのため部屋へ行くと、「トイレへ行きたい」と話す。端座位になることを促すと「起きる」と言いながらまったく動けない。看護師が「手伝いますか」と声をかけると首を横に振り、じっと動かない。

　このように日常生活動作へのケアを行うために声をかけた時に、「今はやめておく」や「嫌」などと動きたくないことを示す言葉が出た時は、痛みの可能性がある。また、Fさんのように動かそうとすると動くことに同意しなかったというように、動くことへの抵抗がある場合も痛みの可能性がある。看護師は、日々のケアを行う前に声をかけた時、体を動かそうとした時の認知症高齢者の反応を探ると同時に、表情や言葉の変化がないのかを確認することで、痛みの早期発見につながる。

◆3◆ がん疼痛の緩和のためのケア

❶ 鎮痛薬の投与前と投与後の変化を記録に残す

　痛みの緩和には薬物療法と非薬物療法の組み合わせが重要となる。特にがんの痛みは非常に強度であるため、鎮痛薬による治療が重要である。しかし、認知症高齢者の場合、適切に訴えることが難しくなり、訴えが少ないと鎮痛薬の使用が遅れる[10]と看護師は感じている。具体的には、「本人に合わせるので、痛みをあまり訴えない場合はちょっと見ていく。だから（鎮痛薬を）使う量が少ないのかもしれない。」や、「日常動作の具合とか表情とか、細かいところを見て洞察するというか、うかがう。見ていてつらいかなと薬を使うけど、一般の人たちからみると使い方が遅れる、少なくなっていると感じる」体験をしている。

　看護師が感じる鎮痛薬使用の遅れる感覚を少しでも減らし、WHOのガイドラインに示された基本原則と推奨に沿ったがん疼痛マネジメント[11]に

よって認知症高齢者の痛みを早期に緩和するための一つの方策を提案する。それは、チームで共有した認知症高齢者の普段の情報をもとに、医師と相談し、少量の鎮痛薬を投与してみる、投与前後の反応を記録に残すことである。医師と相談する時には、認知症高齢者のがんの部位、進行度および認知症の原因疾患、重症度などをふまえた複数の客観的な情報を系統立てて説明する力が大切である。つまり、看護師にはがん疾患の知識と認知症疾患の知識の両方を持ってアセスメントする力がなければ医師との相談はできないと考える必要がある。医師との相談が上手くいくと、認知症高齢者が痛みに苦しむ期間が非常に短くなるといえる。

G さんの家族は、「前の病院では母が泣き叫んでいても薬はもらえず、困った人としてずっと付き添うように言われていました。穏やかだった母の顔はとても険しくなり、このまま苦しんで死んでいくのかな……と絶望していました。でも、ここ（緩和ケア病棟）へ入院したら、先生と看護師さんが痛みを和らげようとしてくださって、母も最初は険しい顔をしていましたが、今はこんなに穏やかな以前の母に戻りました。本当にここへ来れてよかったと思います」と語った。

このように認知症高齢者の痛みが緩和されない状況は家族へも大きな影響を及ぼす。鎮痛薬の適切な投与を継続して行い、痛みのない生活を認知症高齢者が送るためには、看護師が鎮痛薬投与前の情報を記録・共有していくことが最初の一歩である。そして、鎮痛薬投与後の薬物の効果が最も高い時間帯に、認知症高齢者に痛みについて聞く、行動を観察する、ケアを行った時の反応を観察し記録に残し共有していくことで、本人の納得できるレベルまで痛みのとれた生活を送ることにつながる。

② がんによる痛みを伴う処置時には積極的な疼痛緩和を行う

　アルツハイマー病の高齢者は体験そのものを忘れてしまう。そのため、「認知症の人は忘れるから楽だよね」と言われることがある。しかし、記憶の一時保管をする海馬は感情をつかさどる扁桃体と隣接しているため、強い感情を伴う記憶は認知症高齢者であっても残りやすいと筆者は考える。乳がんなど患部の処置を行う必要がある場合は、処置を行う前に鎮痛薬の投与を行ってから処置を行うことで、認知症高齢者は不快な感情を抱きにくくなる。また、処置を行う時に、抵抗されるかもしれないと予測して、十分な説明をしないまま衣服に手を伸ばす、動けないように押さえる、などは認知症高齢者にとって何をされるかわからないという恐怖体験になり、その時の処置がスムーズに行えないだけでなく、次回以降の処置も行えない可能性がある。そこで、痛みを伴う処置を行う時には、患部と同じ部分を看護師が自分の体を使って指示し、認知症高齢者の注意を患部に向ける、今から使う物品（例：ガーゼなど）を提示して、何をするかを簡潔に説明することが準備として必要である。その後、患部を出してもらうために、「服を脱いでください」と依頼する。この時、中等度・重度の認知機能障害のある高齢者の場合は、してほしい動作をジェスチャーで示すことで、認知症高齢者は何をしなければならないのかを理解しやすくなる。患部が見えたら、手順毎に使用する物品を提示し、「触りますよ」と伝えてから処置に入る。途中で痛みを生じていないかを確認することも忘れないようにする。処置が終了したら終了したことを伝え、その後片付けに入る。このように認知症高齢者の力を引き出す説明を行いながら処置を行うことで、痛みも少なく、恐怖を伴う体験にもならず、継続したケアを行えるようになる。

◆ 4 ◆ 今後への展望

　2019年に発表された認知症施策大綱[16]において、医療従事者等の認知症対応力向上の推進が掲げられ、急性期病院等では、身体合併症への早期対応と認知症への適切な対応が求められている。特にがんは国民の2人に1人が罹患する疾患であり、65歳以上になると罹患率が急上昇する[17]（図2-6）。認知症疾患も65歳以上から5歳年齢が上がるにつれて、有病率が高くなる。つまり、がん疾患と認知症疾患の両方に罹患する高齢者は多いと推察される。がん疾患で重要視されるのは「苦痛の緩和」と「生活の質の維持向上」である。特に進行がん患者の約6割は痛みを生じている[4]ため、疼痛緩和への早期対応が重要である。痛みは主観体験であると捉えられ、体験者の訴えや語りが重要となる。しかし、アルツハイマー病の場合、認知機能障害が中等度以上になると言語障害が出現し会話が空虚になる。それゆえ高齢者は自ら疼痛を訴えにくくなり、疼痛緩和につながる主観を看護師が捉えにくい。今後、一般病院勤務の看護師で認知症対応力向上研修を受講した人数の増加が見込まれる。このことにより、痛みの緩和で最も重要な、認知症高齢者の訴えを引き出す看護、苦痛を緩和し日常生活を整える看護が充実してくることを期待したい。

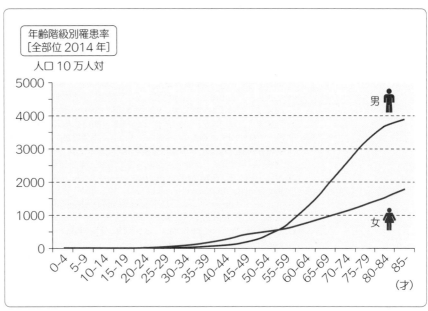

図2-6　全がん疾患の年齢階級別罹患率　　　　　　　　　〔文献18〕〕

・5・ おわりに

　がんに罹患した認知症高齢者の疼痛の緩和には2つのポイントがある。痛みの存在を見逃さないこと、鎮痛薬の投与とケアによりまずは夜間の睡眠を確保することである。どちらもせん妄やBPSDの発症を予防し、認知症高齢者がもつ力を発揮するために必要な安定した状態を維持するためのものである。読者なら「認知症高齢者は痛みを適切に訴えられないから、看護師の力が重要」と思ってくださるだろう。ぜひ、「認知症の人は痛みを感じないから鎮痛薬は必要ない」という人へ、積極的に疼痛コントロールを行うメリットを伝えていただきたい。そのことを理解する人が増えることが、がんに罹患した認知症高齢者、そして家族は身体的な痛みだけでなく、心理的・社会的な痛みからも解放されることにつながる。

＊引用文献

1) 林章敏, 中村めぐみ, 高橋美賀子 (2010)：エキスパートナース・ガイド　がん性疼痛ケア完全ガイド, 東京, 照林社, 24-26.
2) 北川公子 (2019)：認知症とがんを併存する患者の緩和ケア病棟への入院の実態. ホスピスケアと在宅ケア, 27 (1), 31-38.
3) Shuji, Iritani., Mizuho, Tohgi., Hiroaki, Miyata., et al. (2011)：Impact of dementia on cancer discovery and pain. PSYCHOGERIATRICS. 11, 6-13.
4) M.H.J.van den Beuken-van Everdingen, J.M.de Rijke., A.G. Kesseles., et al. (2007)：Prevalence of pain in patients with cancer：a systematic review of the past 40 years. Annals Oncology. 18, 1437-1449.
5) 厚生労働省：がん対策推進基本計画中間評価報告書（第2期）, https://www.mhlw.go.jp/file/05-Shingikai-10901000-Kenkoukyoku-Soumuka/0000130548.pdf
6) 厚生労働省：がん対策推進基本計画（第3期）, https://www.mhlw.go.jp/file/06-Seisakujouhou-10900000-Kenkoukyoku/0000196973.pdf
7) Bettina S Husebo, Clive Ballard, Redidun Sandvik, et al.：Efficacy of treating pain to reduce behavioral disturbances in residents of nursing homes with dementia：cluster randomised clinical trial. BMJ2011；343：d4065 doi：10.1136/bmj.d4065
8) 北川公子 (2012)：認知機能低下のある高齢患者の痛みの評価：患者の痛み行動・反応に対する看護師の着目点, 老年精神医学雑誌, 23 (8), 967-977.
9) 久米真代, 高山成子, 小河育恵, ほか (2016)：がんに罹患した中等度から重度認知症高齢者の疼痛の表現, ホスピスケアと在宅ケア, 24 (2), 72-83.
10) 久米真代, 高山成子, 小河育恵, ほか2名 (2015)：がんに罹患した認知症高齢者に対する疼痛の観察・判断に関する看護師の困難と工夫. 石川看護雑誌, 12, 45-52.
11) 特定非営利活動法人 日本緩和医療学会, 緩和医療ガイドライン委員会, 編 (2020)：がん疼痛の薬物療法に関するガイドライン2020年版. 東京, 金原出版, p.23, 40-42.
12) AGS Panel on Persistent Pain in Older Persons.：The management of persistent pain in older persons. Journal of the American Geriatrics Society. 50 (suppl6). S205-224, 2002.
13) Warden, V., Hurley, AC, et al.：Development and psychometric evaluation of the pain assessment in advanced dementia (PAINAD) scale. Journal of the American Medical Directors Association, 4 (1), 9-15, 2003.
14) Abbey, JA., Piller, N., DeBellis, A., et al.：The Abbey Pain Scale. A 1-minute numerical indicator for people with late-stage dementia. International Journal of Palliative Nursing, 10 (1), 6-13, 2004.
15) 湯浅美千代, 野口美和子 (2006)：認知症を有する高齢者を肯定的に表現する職員間コミュニケーションの効果, 老年看護学, 10 (2), 51-61.
16) 厚生労働省：認知症施策大綱, https://www.mhlw.go.jp/content/12300000/000519434.pdf
17) 国立がん研究センターがん情報サービス, 最新がん統計, https://ganjoho.jp/reg_stat/statistics/stat/summary.html

2 慢性心不全の急性増悪期にある認知症高齢者の経過別看護

心機能の低下により全身に必要な血液が送り出せない状態であるうっ血性心不全では、脳血流量が低下するため、血管性認知症が引き起こされたり、脳の虚血性変化である大脳白質病変が進行するためにアルツハイマー病の中核症状を悪化させる[1]ことがわかっている。心不全の重症化を予防することは認知症の発症や進行を遅らせるために重要である。しかしながら、認知症高齢者は心不全が悪化して入院すると、身体的・精神的なストレスやせん妄等から心不全の急性期治療の継続が困難になる場合がある。本項では、心不全の急性期にある認知症高齢者によくみられる特徴と早期回復に向けた援助について述べる。

◆1◆ 心不全の標準的な入院治療の経過と治療が中断される背景（図2-7）

心不全の治療としては、ポンプ機能が低下した心臓への負荷を減らすために安静を保つことが重要となる。左心不全では肺うっ血による呼吸困難がみられ、低酸素血症を呈する場合には、心臓への負荷の軽減、酸素化の低下を改善するために、酸素マスク（カヌラ、マスク、リザーバーつき）による酸素療法や非侵襲的陽圧換気療法（non-invasive positive pressure ventilation；NPPV）、気管挿管による人工呼吸療法が行われる。同時に、急性期では病状に応じて、①不穏や呼吸困難、心臓への負荷の改善には鎮静薬（塩酸モルヒネ）等、②肺うっ血、浮腫、水分貯留の軽減には血管拡張薬（硝酸薬、ニコランジル、カルペリチド）や利尿薬（フロセミド）等、③低心拍出症状には強心薬（ノルアドレナリン、ドパミン、ドブタミン、ホスホジエステラーゼ（PDE）阻害薬）等、④不整脈には抗不整脈薬（アミオダロン）等が静注あるいは持続点滴等によって投与される。

モルヒネは高齢者では過鎮静を生じやすく、使用される場合には血圧低下や呼吸抑制に注意する必要がある。フロセミド（ラシックス）やカルペリ

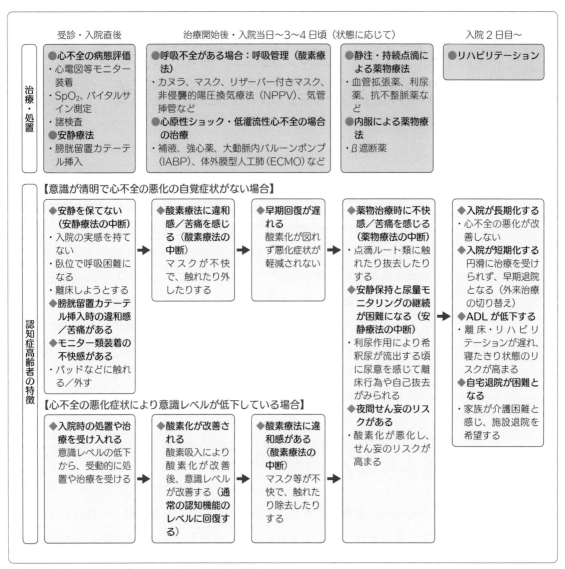

図2-7　認知症高齢者が辿りやすい治療経過の特徴

チド（ハンプ）等の利尿作用がある薬物の併用時には、過剰な利尿をきた
すことがある。短時間のうちに何度もトイレに行くなど体動が多くなると、
過度に心負荷がかかってしまうため、膀胱留置カテーテルの挿入は必須と
なる。膀胱留置カテーテルを挿入することで正確な尿量モニタリングが可
能となり、治療効果を確認できる。早期回復・退院に向けては、これらの
治療が確実に行われる必要がある。

◆ 2 ◆ 入院時の意識レベルの違いがその後の治療に影響する

　認知症高齢者の入院治療開始時には、以下に述べる「意識が清明で心不全の悪化の自覚症状がない場合」と「心不全の悪化により意識レベルが低下している場合」の2つのパターンが考えられる。

❶ 意識が清明で心不全の悪化の自覚症状がない場合は 安静の保持が難しくなる

　高齢者の心不全では血液を取り入れる能力（拡張機能）が低下し、静脈、肺、心臓などに血液が停滞しやすくなり、約半数に拡張機能不全（HFpEF）がみられる。拡張機能不全では全身に血液を送り出すための収縮機能が保たれているため、心不全の症状が出にくいという特徴がある。自覚症状が出ないために、心不全であることを見過ごされると、重症化してから救急搬送される場合もある。本人にしてみると症状がなく、病気であるという実感がないまま急な入院となってしまうため、何度も離床しようとして安静を保持することが困難となる。また、安静保持のために挿入された膀胱留置カテーテルや装着された各種モニター類に対しての違和感や不快感から、せん妄の発症リスクが高まる。酸素療法のための酸素マスクに対しても同様に不快・苦痛を感じ、外そうとする。酸素化の低下が改善されなければ、心不全も改善されず、回復が遅れる。点滴ルート類もまた不快・苦痛で気になり、外そうとする。利尿作用のある薬物が投与されると、尿量が急激に増加したために、膀胱留置カテーテルが挿入されているにもかかわらず尿意を感じ、トイレへ行こうとして何度も起き上がろうとするなど安静を保持できなかったり、膀胱留置カテーテルを自己抜去したりすることがある。

❷ 心不全の悪化により意識レベルが低下している場合は 回復が遅れ入院が長期化しやすい

　酸素療法により酸素化の低下が改善されると、意識レベルが向上してくるが、入院の経緯や治療状況を覚えていないため、自身が置かれている状況を理解することが難しく、装着されているルート類やモニターを外してしまうことがある。入院時の意識レベルの低下に加えて、心不全の悪化時にはせん妄を起こしやすく、認知症によるものか、せん妄によるものかの

判断が難しい。そのため、せん妄を予測して予防的にかかわることが大切である。安静の保持、酸素療法、薬物療法などの心不全の治療が円滑に行われなければ、いつになっても心臓への負担が軽減されず、回復が遅れて入院が長期化してしまう。安静期間が長引くことでADLが低下すると、回復して自宅に帰ってもこれまで通りの生活が難しくなる。

　治療の継続が困難であると判断される場合には、回復途上のまま早期退院を余儀なくされ、外来対応に切り替えられてしまうこともある。

③ 意識が清明で急な入院となり安静保持が困難だったAさんの例

【Aさんの経過】
　81歳男性Aさんは高血圧症とアルツハイマー病（中等度）の既往疾患がある。自立歩行は可能である。4年前から慢性心不全の診断を受け、3週間に1度外来通院をしながら内服治療を続けていた。79歳の妻が主介護者であった。

　ある日の昼頃トイレから戻ったAさんは息が苦しそうで、なかなか改善しない様子であった。最近食欲もないことから、妻が付き添い来院した。

　診察時のAさんは、意識は清明であり、「苦しくない」と自覚症状は引き出せなかったが、仰臥位をとると苦しそうにしていた。検査後、入院治療が必要との診断でそのまま入院となった。

　入院してすぐに安静保持のために膀胱留置カテーテルが挿入され、症状モニタリングのため心電図モニター、自動血圧計、パルスオキシメーターが装着された。酸素はSaO_2（動脈血酸素飽和度）が95〜98％を維持できるように投与が開始された。血管拡張薬や利尿薬等の点滴も持続的に実施されることになった。その後、妻は所用のため帰宅することになった。

　入院30分後、Aさんは酸素マスクを外してベッドから足を下ろそうとしていた。「どうしました？」と看護師が声をかけると、「トイレ」と言ってベッドから降りようとしていた。看護師は「尿の管が入っているのでトイレへ行かなくても大丈夫ですよ」と説明したうえで酸素マスクを再装着し、ベッドへ横になるよう促した。しかしすぐに起き上がろうとする。看護師は膀胱留置カテーテルに違和感があると考え、ミルキングをして、「尿はスムーズに出ているので大丈夫ですよ」と管を見せながら説明をしたところ、安心した様子を見せた。

　その30分後、Aさんは再び起き上がっている。看護師が「トイレへ行き

たくなりましたか？」と聞くと、Aさんは「（妻が）どうしたか」と気にかけていた。「用事があって帰りました。そろそろ家に着いていると思いますよ」と伝えて安静を促すと、「ああそうか」と臥床する。

【看護師の対応】

　入院30分後、Aさんが端座位をとろうとした際の看護師の最初の対応では、膀胱留置カテーテルの違和感や排泄のニーズに対してAさんが納得できる対応ではなかった。離床行動の原因をアセスメントしたところ、薬物投与開始から30分程度経過し、利尿薬の作用で尿量が急激に増加したことで、膀胱留置カテーテルが挿入されているにもかかわらず、尿の流出が追いつかず尿意を感じ、Aさんはトイレへ行くために端座位をとろうとしていたと考えられた。そこで看護師は膀胱留置カテーテルをミルキングし、尿がスムーズに流れる様子を見せながら説明することで、患者は尿の流出を実感できたものと考えられた。その30分後には再び離床行動がみられたが、今度は妻の所在を気にかけている発言があった。帰宅した理由と帰宅したことを伝えると、安堵感が得られた様子であり、家族の無事を案ずる行動であったことがわかった。入院という急激な環境の変化があるなかで最も馴染みのある家族の存在は認知症患者にとっては非常に大きいものである。心配や不安から生じる過度な心負荷を低減し、安心して治療を受けられる環境をつくることは大切なことである。

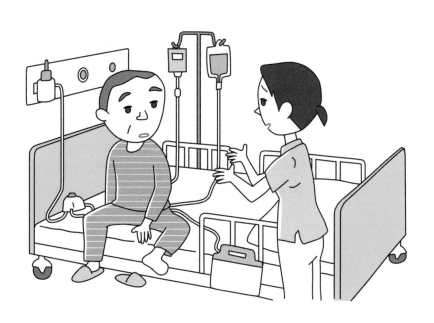

◆3◆ 心不全の入院治療が中断されるリスクが高い 認知症高齢者のアセスメントと看護援助

　心不全の急性期にある認知症高齢者が入院して治療を行う際によく起こるアクシデントを把握しておくことは、治療中断の予防や異常の早期発見、早期対応につながる。本項では、一般病床の看護師が対応に困難を抱くことの多い認知症高齢者の安静療法、酸素療法、薬物療法に焦点を当て、それらの治療が中断されるリスクの高い状態を特定するためのアセスメントと予防的看護援助について述べる。

① 安静療法の維持に向けたアセスメントと看護援助

（1）排泄のニーズによる安静療法の中断を防ぐ

　排泄のニーズによる安静療法の中断と膀胱留置カテーテルを自己抜去するリスクがある状況を特定するためのアセスメント[2]を図2-8に示す。膀胱留置カテーテル挿入による不快感・違和感が生じやすい個人的背景と治療経過や持病、自己抜去を引き起こすサインとなる不快感・違和感と何かしらの排泄ニーズのサインをアセスメント指標として、自己抜去の予防につなげる必要がある。

　男性は女性よりも尿道が長いことによる影響を受けやすく、尿道狭窄症や前立腺肥大から残尿感がある場合など、個人的背景や持病によっても違和感や苦痛を生じやすい。さらに心不全の治療では利尿薬やhANP等の利尿作用のある薬物を使用することが多く、投与後は、経過に伴って、尿量が急激に増加する。そのことで膀胱留置カテーテルが挿入されていても尿意を感じ、自己抜去したり、離床行動を起こして体動により心臓に負荷がかかり、心不全が悪化してしまったりする。膀胱留置カテーテルを挿入していても、尿意を感じトイレでの排尿のニーズがある場合には、誰かを呼ぶように叫んだり、自ら端座位をとったり、性器に触れたり等のサインを示す場合がある。個人的背景、既往疾患を把握するとともに、治療経過に沿って排泄ニーズの徴候がみられていないか、確認をする必要がある。

　膀胱留置カテーテル挿入時の違和感・不快感を軽減するための工夫[2]を表2-3に示す。カテーテルのサイズや素材の選択に留意し、意識レベルの低下がみられない場合には、挿入時に消炎鎮痛薬を用いることを検討する。ただし、血圧低下やショックに注意し、腎血流量の低下作用があるため、慎重に検討することが必要となる。カテーテルの固定時においても、カ

1. 個人的背景

□ 入院前のADLが自立している
□ 独居である
□ 自立心が強い
□ 羞恥心が強い
□ 男性である

↓

2. 治療経過や持病

□ 前立腺肥大がある
□ 過活動膀胱がある
□ 利尿作用のある治療薬使用時の急激な利尿や希釈尿がみられる

↓

3. 不快感・違和感

□ 膀胱留置カテーテルの不快感・違和感がある
□ 膀胱留置カテーテル挿入中の尿意の訴えがある

↓

4. 何かしらの排泄ニーズのサイン

□ 援助を求める：「おーい」「誰か」「助けてください」「看護師さん」等
□ 離床行動（端座位、立位、徘徊）がみられる
□ 床上排泄を嫌がる
□ 性的逸脱行為がある（性器に触れる等）

図2-8　安静療法・膀胱留置カテーテル自己抜去のリスクが高い人を特定するためのアセスメント
〔文献2）より作成〕

表2-3　膀胱留置カテーテル挿入時の違和感・不快感の軽減のための工夫

□ 膀胱留置カテーテルのサイズを検討する。
□ 膀胱留置カテーテルの素材は刺激の少ないものを選ぶ。
□ 痛みや不快の訴えは放置せず、消炎鎮痛薬を用いることを検討する。
□ 尿道皮膚瘻予防のため尿道を摩擦しないようカテーテルを固定する。

〔文献2）より作成〕

テーテルが引っ張られて摩擦による違和感・不快感や尿道皮膚瘻を生じさせないようにすることが大切である。

膀胱留置カテーテル挿入後の自己抜去を防止するためのかかわり[2)]を表2-4に示す。自己抜去を防ぐために観察の強化が必要な時期には訪室の頻度を多くして予防的にかかわる。

認知機能の重症度に応じて、トイレへ行きたい場合に事前に知らせてもらえるよう「トイレに行く場合は、ナースコールを押してください」と目につくところに貼り紙をしたり、排泄に固執するケースでは他の話題を提

表2-4　膀胱留置カテーテル挿入後の自己抜去防止のためのかかわり

1. 自己抜去を防ぐための観察の強化
   □ 利尿剤開始後、静注では特に30分以内には、排泄行動に注意する。
   □ 膀胱留置カテーテル挿入中の自己抜去は常時可能性があるが、利尿剤の静注後、希釈尿が大量に流出する頃に特に注意が必要である。

2. 自己抜去予防の工夫
   □ 認知症の重症度に応じて「トイレに行く場合は、ナースコールを押して下さい」と紙に書いて見えるところに貼り適宜口頭で説明をしたり、離床センサーを使用する。
   □ 希釈尿の流出時はカテーテルのミルキングを行い、流出が良好であることを見せる。
   □ 排泄に固執している場合は排泄以外の話題で注意をそらす。

3. 安心感を与えられるような援助の工夫
   □ 挿入は一時的なものであることを説明する。
   □ いつまで安静療法や膀胱留置カテーテルが必要なのか説明し、見通しが立つようにする。

4. 性的逸脱行為への対応
   □ 排泄に関する被害妄想や性的逸脱行為があれば、同性の看護師が対応する。

〔文献2〕より作成〕

供し注意をそらすなどする。いつまで安静療法・膀胱留置カテーテルの挿入の必要性があるのか、「胸の水が出てしまえば、尿の管がとれますよ」等と、見通しを知らせることで先の見えない治療に対する不安を和らげることにもなる。違和感・不快感により性器に触れるなどの行為がみられる場合には、羞恥心に配慮し、同性の看護師が対応するようにする。

(2) モニター類の不快感による安静療法の中断を防ぐ

　表2-5に心電図、血圧、酸素飽和度などのモニター類の装着によって安静療法が中断されるリスクの高い者を特定するためのアセスメント[2]を示す。マンシェットやパッドに触れて装着を気にする様子がみられたり、膀胱留置カテーテル、酸素マスクや点滴を自己抜去するリスクが高い場合や、モニタリングが継続的に行われ上肢に浮腫がみられる場合には装着部の違和感・苦痛が生じて、安静を保持できなくなる可能性が高くなる。

　心電図、血圧、酸素飽和度などのモニタリングの中断を防止するための援助内容[2]を表2-6に示す。急性期にはモニタリングが中断されると、心不全の悪化を見逃す可能性がある。「腕に巻いている（血圧のマンシェット）のは2～3日すれば外せるようになりますよ」等と見通しを伝え安心感を与えるとともに、状態が落ち着いていれば自動測定ではなく、必要に応じて測定するようにして、測定に伴う不快感の頻度を低減するようにする。特に、心不全の悪化により上肢や手指に浮腫がみられる場合には、マン

表2-5 心電図、血圧、酸素飽和度等のモニター類の不快感によって安静が保てなくなるリスクが高い人を特定するためのアセスメント

☐ パルスオキシメーター/マンシェット/パッドに触れている
☐ 装着していることが気になる
☐ モニターが持続設定/自動測定の状態にある
☐ 上肢に浮腫がある
☐ 安静/酸素/薬物療法中断の徴候・行為がみられていた

〔文献2〕より作成

表2-6 心電図、血圧、酸素飽和度等のモニタリングの中断を防止するための工夫

1. 安心感を与えられるような援助の工夫
   ☐ 理解度に合わせて、いつまでモニターの装着が必要であるのか見通しが立つよう説明する。

2. 不快感の軽減、気にならない工夫
   ☐ 持続的ではなく必要時にその都度測定する。
   ☐ 清拭や保湿ケアを行い、装着・測定場所は適宜部位を変える。
   ☐ 皮膚に優しい電極・シールを使用し、背部に貼付する。
   ☐ ライン・コードが皮膚に接触しないようにする。
   ☐ ベッドサイドのモニター音は設定を小さくする。

3. 触れない工夫
   ☐ 襟元をテープで留め、手が入らないようにする。
   ☐ 歩行の可能性がない場合には足指に装着する。

〔文献2〕より作成

シェットによる圧迫がより苦痛であるため、自動設定にせず、必要時に測定することが好ましい。継続的なモニタリングが必要と判断した場合には、パッドなどに手が届かないよう工夫をして、モニタリングが継続されることを目指す。しかしモニタリングの継続によってかえって苦痛や不快感が生じ、心臓に負担がかかる可能性があれば、血圧・酸素飽和度のモニタリングについては、必要時に実施するようにする。

（3）せん妄が関連した安静療法の中断を防ぐ

　図2-9にせん妄のリスクが高い人（状況）を特定するためのアセスメント[2]を示す。加齢変化では、難聴や視力低下により情報が入りづらいこと、身体面では心不全の悪化や入院前からの便秘等により苦痛があること、認知症の中等度では認知機能の低下により自身が置かれた状況を認識できず混乱しやすいことはハイリスクな状態である。心機能についてはNYHAがⅢ（心機能が中〜重症）〜Ⅳ（難治性）の患者では、イノバン（ドパミン塩酸塩）などの強心薬の使用から、せん妄を誘発するリスクが高くなる。入院

1. 加齢変化	2. 身体面の要因	3. 認知症と心不全の重症度
□ 難聴がある □ 視力低下がある	□ 心不全の悪化症状による苦痛がある □ 便秘がある	□ 認知症の中等度 □ 静注強心薬の使用

4. 制限によるストレスや環境的要因
□ 心臓カテーテル検査後である（侵襲と安静度の制限がある）
□ 禁食中にある
□ 夜間高照度の照明を浴びている
□ 定期的なモニタリングの自動測定が行われている
□ モニターのアラーム音が鳴っている

5. 生活リズムの失調
□ 前日不眠であり、入院初夜を迎えている
□ 昼夜逆転している
□ 夜間不眠がみられる（もともと睡眠時間が少ない人、就寝時間が遅い人は除外）

図2-9　せん妄のリスクが高い人（状況）を特定するためのアセスメント

〔文献2）より作成〕

時に実施された検査や治療による行動制限、機器につながれて継続的な症状モニタリングが行われる非日常的な環境、入院前から苦痛があり不眠となっていることも生活リズムが崩れる要因となる。認知症と心不全の合併と治療・環境により、せん妄発症のリスクは非常に高く、予測を立てて予防的に関わる必要がある。

　利尿作用のある薬物が投与され、利尿が促進されると、回復が早い患者では24時間程度でうっ血が改善されることもある。過活動型のせん妄では安静を保持することが困難になるため、援助を行うことが基本となる。そのうえで、カレンダーや時計を使って見当識に働きかけたり、夜間に睡眠がとれるよう照明やモニター設定等の環境調整を行ったり、日中の活動や病室内の光調整により生体リズムを整え、夜間の睡眠につなげたりするなど、生活リズムを整えることがせん妄の予防になる（表2-7）。

　不眠に対して薬物が使用される場合には、診療記録に使用後の状態を必ず記録する。医師や精神科リエゾンチームのメンバー等によって診療記録の内容が薬物療法の評価として用いられ、重要な判断材料となっている。

　せん妄が発生した時に家族が居合わせた場合などは、「このような状態では自分たちでは対応できない。もう家に連れて帰れない」と不安を抱き、自宅退院を困難にさせる要因となる。事前に説明を行い、せん妄は一時的

表2-7　せん妄発症予防のための工夫

1.生活リズムを整える
- □ カレンダーや時計などを用いて日時を確認する。
- □ 窓が見える配置や日当たりのよい場所にベッドを配置する。
- □ ベッド上安静、禁食の時期には、1.0 METS程度の趣味を取り入れる。
  例）ラジオ、音楽鑑賞など

2.夜間の対応・安心して過ごせる環境への調整
- □ 眠りにつくまで側で優しく見守る。
- □ 夜間の照明、物音、室温や寝具に留意し、バイタルサインの自動測定を避ける。

3.多職種および家族との連携
- □ 不眠に対する薬物の使用時には適切な評価のため、患者の状態、副作用等について詳細を記録に残す。
- □ せん妄は一時的であることを家族に伝え、自宅退院の妨げとならないようにする。

〔文献2）より作成〕

なものであるということを伝えて不安感を助長させないように関わる必要がある。

❷ 酸素療法および点滴治療の維持に向けたアセスメントと看護援助

（1）酸素療法および点滴治療中断のリスクを特定するためのアセスメント

　図2-10に酸素療法および点滴治療中断のリスクが高い状況を特定するためのアセスメント[2]を示す。重度の心不全では呼吸困難によって仰臥位で眠れない。不安が強い場合には、安静療法を継続することが困難になる可能性が高い。収縮期血圧が低下した急性循環不全の状態では、イノバン（塩酸ドパミン）が使用されるが、副作用に悪心、嘔吐、頻脈、期外収縮等もあり、身体的なつらさからも自己抜去等の行為が促されやすいものと思われる。認知症高齢者は病状悪化や治療の影響を受けても訴えることが難しいため、慎重な観察が必要である。

　また、入院時に意識低下があり治療を受動的に受けているケースでは、意識レベルが回復してくると、実施されている治療に対しての中断のリスクが高くなる。

　点滴治療では血管痛のある薬物や点滴漏れ等、医療的要因が関連して治療中断が生じる場合もある。

　入院初期には看護師は安静療法、酸素療法、薬物治療等の治療を円滑に行えないことのみを問題視する傾向があるが、意識レベルの低下や傾眠傾

1. 心不全の重症者 □ 呼吸困難によって不穏・不安がある □ 起座位をとり臥床できず苦痛がある □ 静注強心薬を使用している	2. 意識レベルが回復した患者 □ 意識レベルが入院直後よりも回復傾向にある

3. 安静療法中断のリスクが高い人 □ 膀胱留置カテーテルの自己抜去の徴候・行為がみられていた □ 認知症の中等度にある	4. 酸素療法中断のリスクが高い人 □ NPPV・酸素マスクに手をかけるあるいは外す □ NPPV・酸素マスクの圧迫感・不快感がある	5. 点滴治療中断のリスクが高い人 □ ラインや刺入部を触るなど気にしている □ 血圧低下や血管痛の生じる薬剤を使用している □ 点滴漏れの可能性がある

図2-10　酸素療法・薬物療法中断のリスクが高い人（状況）を特定するためのアセスメント

〔文献2）より作成〕

向にある認知症高齢者では組織灌流の低下からショックや低心拍出の状態にあったり、モルヒネの使用時には過鎮静により呼吸抑制が生じている場合も考えられる。対応に労力を要するかどうかということに焦点を当てるのではなく、心不全の状態が重症にあるのではないか、治療の副作用により重篤な状態になっているのではないかなど、病状や治療による影響について慎重にモニタリングをすることに焦点を当てて予防的看護を提供することがこの時期には重要なことである。

（2）NPPV・酸素マスクの不快感を軽減し、治療の効果といつまで続けるのかを伝える

　酸素療法・陽圧呼吸療法の中断を防止するための工夫[2]を表2-8に示す。血中の酸素濃度が改善できれば、意識レベルや理解力が向上するため、マスクを装着していることが気にならないように工夫をすることで治療中断を防ぎ、早期の酸素化の改善を目指す。酸素療法ではマスクの再装着を何度も試みても外してしまう場合は、マスクをカヌラへ変更してみるなど、違和感のより少ないものを選択してみる。NPPVのマスクはフィッティングが適切に行われていないと圧迫感が強く感じられ、皮膚障害のリスクも高まる。

　マスクフィッティングについては業者の説明会に参加し技術を習得したり、皮膚・排泄ケア認定看護師からのコンサルテーションを受け、圧迫感をできるだけ低減させる。皮膚トラブルの防止に向けては、予防的に好発

表2-8　酸素療法・陽圧呼吸療法の中断を防止するための工夫

1. NPPV・酸素マスクの違和感・不快感の軽減
- □ 違和感の少ないマスク（オキシマスク等）を使用する。
- □ NPPVを外してしまう場合には、酸素マスク、ネーザルハイフロー、カヌラ等、持続可能な方法を検討し、酸素療法を継続する。
- □ マスクフィッティングを行い、圧迫感を軽減し、皮膚障害を予防する。
- □ 皮膚トラブルの防止のため、好発部位にドレッシング材等を用いて皮膚を保護する。

2. 苦痛・不安の軽減
- □ いつまで酸素療法が必要であるのか見通しが立つよう説明する。
- □ 酸素をすると呼吸が楽になると説明する。
- □ 起座位など安楽な体位をとれるよう援助し、呼吸困難感を軽減させる。

〔文献2）より作成〕

表2-9　点滴治療の中断を防止するための工夫

1. 認知機能のレベルに応じたコミュニケーションと安心・安全の確保
- □ 今何が行われているのか、いつまで必要であるのか見通しが立つよう説明したり、見えるところに視覚的に示したりする。
- □ 点滴をすると元気になると毎回説明を行う。
- □ 点滴の刺入部を包帯で巻き「大事」と大きく書き、訪室ごとに説明を行う。

2. 点滴から注意をそらす
- □ 点滴本体、ルート、点滴スタンドが視野に入らないようにする。
- □ ラジオや音楽鑑賞等の趣味を活用し、ルート類から注意をそらす。

3. 点滴が気にならない固定方法の工夫
- □ 苦痛を感じさせないよう点滴部位だけの固定とする。
- □ 刺入は上腕の血管を用い、包帯やクッション性のあるシーネ等で刺入部を保護する。
- □ 襟元からルート類を通して少し緩めにテープで保護する。
- □ ルートの接続部が皮膚に接触しないように固定する。

4. リスク管理
- □ 訪室による観察を頻回に行い、点滴の自己抜去を防ぐ。
- □ 点滴漏れの予防と、血管痛を予防するため細い血管は使用しない。

〔文献2）より作成〕

部位にドレッシング材等を用いて皮膚を保護する。「2〜3日でマスクは外れますよ」「マスクを口に当てると呼吸が楽になりますよ」等と酸素療法による苦痛や不安を軽減できるよう説明を行う。

（3）点滴が気にならないよう工夫し、治療の効果といつまで続けるのかを伝える

　点滴治療の中断を防止するための工夫[2]を表2-9に示す。肺うっ血が改善できれば、呼吸が楽になるため、「苦しいのがとれるともうすぐ点滴が終わりますよ」「苦しいのを楽にするために今は、点滴は大事ですよ」等と説

明する。点滴の刺入部を包帯で保護し、忘れても思い出せるよう「大事」と読める字の大きさで書いておくと、点滴が気になるたびにそれを見て思い出してもらえることがある。点滴をしていることから注意をそらすため実施可能な趣味などの活動を取り入れたり、点滴が見えないように配置して注意を他に向けるようにする。点滴が実施されていることが気にならないように抜去しやすい部位の刺入は避け、固定部位は必要最小限に留める。点滴漏れや血管痛の予防のため使用する血管を選定し、治療中断の予防のため観察を頻回に行う。

◆ 4 ◆ 観察、援助を強化すべき時期の検討

　　治療中断などが起ってから対応にあたるのでは、認知症高齢者にとって心不全の悪化による症状が回復しないことや身体損傷などの危険にさらされることになるばかりか、看護師にとっても、緊急処置やインシデント/アクシデントの対応に追われ、両者にとってマイナスになる。そのため、認知症高齢者の心不全の治療経過に沿って、リスクが起こりやすい時期を予測して、予防的に観察や援助を行うことが、治療の継続と早期回復につながると考える。病棟で看護師がつきっきりで対応にあたることには限界がある。起こりやすいリスクがどの時期に生じる特徴があるのかを特定して、観察と援助を強化することを検討する。

　　例えば、安静療法では、排泄ニーズと家族の帰宅が関連し、中断されることがわかっている。利尿作用のある薬物については、効果の発現には個人差があるが、投与後5分～2・3時間程度は尿量増加がみられる時期であるため、特に観察を強化すること、また、関係性がよく馴染みのある家族の帰宅後には家族を心配する様子がみられることから、家族の帰宅後から2～3時間程度はかかわる頻度を多くしたり、家族から「無事に家に着いた」と連絡を受けたと患者に伝える等して安心感を与えることが離床を予防し、安静療法の継続につながる。

◆5◆ おわりに

　急性心不全/慢性心不全の急性増悪期の病状や一般的な治療経過を把握しておくことは、認知症高齢者においては治療経過に伴いどのようなリスクが生じやすいのかを予測的に捉える手がかりとなる。加えて、個人的背景、周囲の環境変化など、認知症患者の行動に影響を与える要因が常に一定ではないということを念頭に置く。行動観察とコミュニケーションから治療中断が生じた背景を状況に応じてアセスメントすることが必要になる。治療中断のリスクや徴候を早期に捉え予防的に援助を行うことは、心不全を早期に回復させ、認知症患者のQOLを向上することにもつながる。

＊引用文献

1) 長田乾，山崎貴史，高野大樹（2017）：全身管理を考慮したアルツハイマー病の薬物治療，老年精神医学雑誌，28（増刊-1），112-121.
2) Haruka Otsu, Shiori Fujimoto, Nozomi Murakami, et al.（2018）：Development of Nursing Protocol for Preventing Discontinuation of Treatments by Methods Other than Physical Restraint during Acute Exacerbation of Chronic Heart Failure in Patients with Impaired Cognitive Function. Health, 10（6），773-788.
3) 厚生労働省：心疾患の年齢階級別患者総数（平成26（2014）年患者調査），
www.seikatsusyukanbyo.com/statistics/2016/009091.php
4) Okura Y, Ramadan MM, Ohno Y,et al.（2008）：Impending epidemic：future projection of heart failure in Japan to the year 2055, Circ J, 72（3），489-91.
5) 日本循環器学会/日本心不全学会合同ガイドライン．急性・慢性心不全診療ガイドライン（2017年改訂版）．http://www.asas.or.jp/jhfs/pdf/topics20180323.pdf
6) 脳卒中・循環器病対策基本法の成立を求める会：パンフレット公表〜なぜ、今「脳卒中・循環器病対策基本法」が必要か．
http://www.junkankitaisaku-motomerukai.org/wp-content/ uploads/2018/10/20181017pamphlet.pdf

3 血液透析を受ける認知症高齢者の透析経過別看護

◆1◆ 血液透析の時間経過中に起こりやすい症状と認知症高齢者の耐える力を引き出すケア

❶ 血液透析を受ける認知症高齢者の苦痛の変化

血液透析は週3回、1回3〜5時間程度の安静が必要な治療である。認知症のない患者でも透析の治療時間の長さにストレスや苦痛を感じている[1,2]とされ、治療時間の長さは血液透析を受ける患者にとって大きな課題である。同時に透析室のスタッフにとっても限られた人数の中で複数の機器の準備、複数の患者の入室時の対応、穿刺、管理、終了を分刻みで行う必要があり、常に神経を複数方向に張り巡らせなければならず、心理的・精神的負担は非常に大きいと予測される。両者にとって身体的・心理的負担が大きい血液透析を安全に、また予定している透析を確実に終えるためには、認知症高齢者がいつ苦痛を感じやすいのかを看護師が知り、予防的にケアを行うことが重要となる。

血液透析を受けている認知症高齢者は、いつ、どのような苦痛を生じやすいのか、それをどのように表現しているのかを調べた結果[3]をもとに述べる。

図2-11は4時間の血液透析を受けている認知症高齢者7名の苦痛度の変化を図式化したものである。最も大きな山は透析開始3時間〜3.5時間である。7名中5名が険しい表情になり、「ここはどこですか」と5〜10分おきに繰り返し質問する、「もうちょっとだけ早く入れて」と数分おきにくり返し言うなど透析を続けることが難しいという言動が増える[3]。

さらに、シャント肢の安静が必要なことを意識せず、側臥位になろうとしてアラームが鳴る、「痛い！」と何度も叫ぶ、乱暴な口調で話す、触れようとすると怒る、つねるなどの動作がみられた。つまり、4時間の血液透析を受ける認知症高齢者は透析の後半（透析開始〜3時間以上）になってく

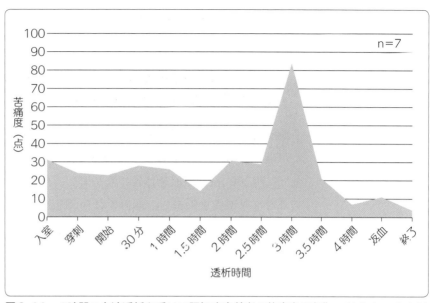

図2-11　4時間の血液透析を受ける認知症高齢者の苦痛度の変化　〔文献3〕，一部改変〕

ると、同一体位による腰背部のつらさや、長時間の肢位固定によるつらさ、腓腹筋のけいれんのつらさを明確に言葉で表現することができず、BPSDと思われるような症状を示すことがある。

　　腓腹筋の筋けいれんが起こったAさんは、直前までスタッフと笑顔で会話していたが、突然「痛ーい！　痛ーい！　お前らなんや！」と叫ぶ。スタッフが声をかけても「痛ーい。父さんに会わせてくれ。あー痛い、母さん痛い。」と叫び続ける。「どこが痛いですか」とスタッフが聞いても「痛ーい」と叫び続けるばかりである。筋けいれんに気づいたスタッフがマッサージをすると最初は「何するんや！」と怒り、「痛ーい、痛ーい！」と叫ぶが、マッサージを続けると数分で次第に静かになり眠る。

　Aさんが示したように、「痛い」とは明確に言うが、痛みのある部位は表現ができないことが多いため、痛みが緩和されないと、興奮が強くなる可能性がある。
　一方、図2-11に示したように透析開始1時間から1.5時間の間は苦痛が減っている。このことは、看護師が認知症高齢者をずっと観察している必要はないことを示唆している。看護師は認知症高齢者のこれまでの透析記録を振り返り、どの時間帯に苦痛が生じやすいのかを経過に沿って整理しておくことで、表現がストレートではない認知症高齢者の苦痛を予防、早

期発見、早期対処することが可能になる。

② 血液透析の時間経過に沿って起こりやすい症状と 認知症高齢者の力を引き出すケア

血液透析の時間経過の中で、起こりやすい症状、つまり苦痛と苦痛が生じた場合に認知症高齢者が示す行動を表2-10に示した。ポンプを使って1分間に約200mlの血液を体外に取り出し、ダイアライザー（透析器）に循環させて尿毒素を除去し、返血される（図2-12）。そのため、血圧低下・上昇、筋けいれん、シャント肢の痛み、腹痛など不快な症状が起こりやすい（コラム8）。

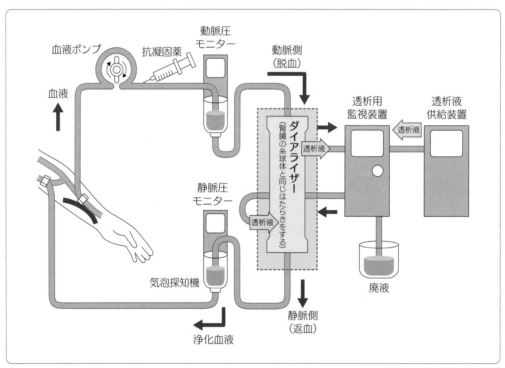

図2-12 血液透析のしくみ

不均衡症候群

Column 8

血液中の尿毒素と脳細胞内の尿毒素の取り除かれる時間に差があるため、血液と脳の間に濃度差を生じて、脳圧が亢進し、全身の脱力感、頭痛、嘔気、血圧上昇・低下、けいれんなどの症状が出現する。血液透析の導入期に生じやすい。

表2-10の内容は血液透析室での勤務経験が長い看護師にとっては当たり前の知識であると考える。ここであえて記すのは、認知症高齢者は種々の認知機能障害によって苦痛をはっきりと表現してくれないからである。はっきりと表現してくれない苦痛を看護師が早期に発見し、ケアの工夫を行うことで、透析中の事故を予防することができる。また、生命の維持に欠かせない予定量の除水と予定している透析時間をクリアするためには、認知症高齢者の耐える力を引き出すケアが重要となる。

③ 穿刺時に必ず説明をする

　血液透析の穿刺は患者にとって耐えがたい苦痛であり、それが継続することを理由に透析療法を拒否する人がいるほどの大きな苦痛である[4]。このように大きな苦痛を伴う穿刺であるが、認知症の重症度に関係なく9割の認知症高齢者はシャント肢を動かさず、穿刺の終了まで耐えていた[3]。これは穿刺がうまくいかず、やり直す場合も同様であった。もちろん、全員が静かに耐えているのではなく「痛い！」と怒る、「何するんじゃー！」などと叫ぶ人はいる。看護師は、認知症高齢者が示す、怒る・叫ぶ行動に着目をするのではなく、穿刺の時に"耐える力"をもっていることに着目する必要がある。

　認知症高齢者が穿刺に耐えることができるかどうかは、看護師の説明力にかかっているといっても過言ではない。穿刺は看護師にとっても緊張する場面である。そのなかで認知症高齢者の耐える力を引き出し、安全に穿刺を行うためには、まず、認知症高齢者の視界に入り目を合わせる。目を合わせたままその人の理解しやすい声の大きさ、低い声のトーンで、ゆっくり、はっきりと①「今から針を刺します」と必ず伝える。そして反応をみる。反応がなくても認知症高齢者が構える準備をする時間をつくるために、「痛いですよ。②手を動かさないでください」と依頼をして視線をシャント肢にうつす。穿刺中、可能であれば「針を刺しています。そのまま動かないでください」と再度、動いてはいけない状況であることを伝える。2本目の穿刺時も同様に「今から針を刺します」と視線を合わせてから伝え、反応を待ち穿刺をする。終了後には③「終わりました。」と穿刺が終了したことを伝える。①～③で示した3つの言葉を伝えることで、認知症高齢者は今から何をされるのか、自分はどのようにしている必要があるのか、いつまでがまんをすればよいのかを理解することにつながり、穿刺に耐える力を引き出すことができる。

表2-10　血液透析の時間経過と起こりやすい症状、認知症高齢者の行動、ケアの工夫

	準備	入室		開始
看護師の動き	プライミング セッティング	体重測定、バイタルサイン 測定、情報収集	透析条件の設定、穿刺	状態観察、バイタルサイン 測定、装置の確認
起こりやすい症状			穿刺時の痛み（2カ所に穿 刺するため、非常に強い痛 みが2回ある）	不均衡症候群（透析導入期）
認知症高齢者の行動		声を出すが体は動かさない	穿刺時に苦痛の訴えはある が、問題となる動きはなし	
認知症高齢者の言動 から予測されること		臥床の必要性を理解できる	穿刺の危険性を理解できる	
ケアの工夫		【混乱しないようにする】 ●声を出しても周囲から苦 　情が出にくいベッドの位 　置にする ●認知症高齢者から見える 　位置にいて話す内容を聞 　く 【楽な姿勢で臥床できるよ うにする】 ●体位とマットの工夫 ●姿勢がつらくないかの確 　認	【耐えている力を促進する】 ●動くことを予測した強い 　圧迫は避ける ●穿刺側と逆の手を握る、 　体をさする ●2人以上で囲まない ●大きな呼吸を促す	【透析導入期の場合、緩や かな透析を医師と検討】 ●透析条件の検討（ダイア 　ライザー・血流量）

透析中	後半2時間～	3時間～	終了	退室
返血、止血		バイタルサイン測定、体重測定		
血圧低下、血圧上昇、不整脈、シャント肢の痛み・かゆみ、腹痛	左記に加え、筋けいれん、肩こり、腰痛、抜針による出血		止血時の出血	起立性低血圧、転倒の危険
開始30分～1時間に透析に支障のある動きや予測のできない動きをする人がいる。開始～1時間の間、重度の人は軽度・中等度の人に比べて行動が多い。開始1～2時間の間は訴えが少なくなる（眠っている人が多い）。寝起きは何をしているのかがわかりにくい（例；15分間眠った後、目を開けると「寝ていた？」と言う。「Bさん、今、何をしていますか？」と聞くと「歯磨き！」とにこっと笑う。「透析をしています」と言うと考え込む）	重度の人は透析に支障のある動きや予測のできない動きが多くなる。終了1時間～30分前は認知症の重症度にかかわらず、「ここはどこ？」「あとどんだけ？」「もうやめる」という訴えやそわそわした行動が増える		出血していても言わない 止血用具などを外してしまう	
寝起きや血圧低下の場合は透析に支障のある行動が出る。 除水に伴う苦痛を言葉でなく身体の動きで示す。 周囲の音、声、人の動きに敏感で反応しやすい 静かになるので変調の見逃しが起こりやすい	同一体位によるつらさを訴えられない。 行動が増えるので抜針の危険性が高い。 その場にいる我慢も限界に近づく			
【状況を理解できるように解説】 ●機械の操作時、アラーム音が鳴った時は状況を伝える ●目が合った時は自己紹介をする 【どこがつらいのかを確認する】 ●姿勢がつらくないか聞く ●「頭は痛くないですか？」と頭に触れて聞く 【血圧変動に伴う苦痛を緩和するケアを行う】 ●血圧調節機構が最大限に働くようにする（足の背屈・伸展）	【同一体位による苦痛を軽減】 ●全身の除圧を行う ●可能な範囲で穿刺側の位置を変え苦痛を軽減する ●同一体位による浅呼吸による苦痛を考慮し、深呼吸を促す ●上肢・下肢など本人の望む部位を短時間マッサージして快の刺激を提供する 【残り時間を意識してもらうことで心理的な苦痛を軽減】 ●目が合ったらうなずく、声をかける、反応する ●何度問われても残りの時間を伝える（特に軽度） ●耐えている努力を支持する ●（一斉返血で多忙のため）残り1時間、ベッドサイドで付き添う人を決める ●周囲の人となるべく同じタイミングで終了するように透析時間が似た人、もしくは長い人の近くにする		【終了を伝え、止血バンドに触れないようお願いする】 ●止血時間をタイマーで示し、残り時間を意識してもらう	【透析終了後、必ず一緒に行動する】 ●急に起き上がらないように、一つひとつの動作を伝える ●端座位になりふらつきがないことを確認してから起立してもらう

この力を引き出すことができれば、透析開始前から予防的にシャント肢の固定をすることによって認知症高齢者が感じる苦痛の軽減と、混乱につながる要素の減少により看護師も余裕をもった対応ができる。また、混乱が少ないため、複数人で対応する必要がなくなり、業務もスムーズに進む。

④ 血液透析の時間経過のなかで行う混乱を避け 苦痛を軽減するための工夫

❶ 入室後〜穿刺まで（場所の見当識を補う、楽な姿勢を整える）

この時間は4時間の透析を安楽に受けることができるように、透析開始前に混乱を予防することを重視する。具体的には、あいさつをした後、「ここは透析室です」と伝える。その後、特に中等度・重度の認知症高齢者の近くを通るスタッフはその都度「ここは透析室です」と伝える。このことで、いま、どこにいるのかを理解することができ混乱を最小限にすることができる。

また、待機の間、歌を唄う人がおり、周囲から「うるさい」と言われることで混乱したり、認知症高齢者がお互いの声に反応して「どうしたらいいのー」と混乱することがあるため、声を出してもお互いに苦痛のない配置を考える。

同時に姿勢の調整を行い、楽に臥床できるような工夫をする。具体的には、肩の巻き込みや体位に不自然さがないかを確認する。また、必要時、体位変換枕を使用して体位を整える。そして、認知症高齢者に「姿勢はつらくないですか」「肩や足は痛くないですか」と必ずその部位に触れて確認する。

❷ 透析開始〜1時間（覚醒した人の見当識を補う、苦痛の有無を尋ねる）

この時間帯に注意する必要があるのは、透析の開始直後に眠り、覚醒した直後の患者である。覚醒直後は、周囲の状況を判断しにくくなる。そこで、「今、透析室にいます」「私は看護師の○○です」と伝える。また、アラーム音が鳴ると落ち着かない様子になる場合は「あの音は△△の音です。心配いりません」と伝えることで、臥床状態に戻ることができる。

重度の認知症高齢者は、もぞもぞと動く、足をしきりに動かす、起き上がろうとするなどの行動で除水に伴う苦痛を示すことがある。看護師は、困った行動として捉えるのではなく、身体的なつらさがあるのではないかと考え、「腰が痛いですか」「ぼーっとした感じがありますか」などと具体的な症状を示して質問する。また、「痛いですか」だけではなく、「痛くな

いですか」と両面的な問いかけをすることで、認知症高齢者の経験を知ることができる。

同時に、収縮期血圧の低下に伴う苦痛を少しでも和らげるケアを行う。血圧調節機構を最大限に働かせるために「足首を曲げてください」などの声をかけ足の背屈・伸展を行ってもらう。

❸ 透析開始1〜2時間（血圧の変動に注意しつつ、静かな環境を整える）

この時間帯は静かに過ごす認知症高齢者が増える。そのため、休息の時間と考え、看護師は周囲であまり動き回らないように、話しかけないようにする。しかし、キョロキョロしている場合などは、必ず「今、透析をしています」とその都度伝える。

また、休息していると血圧の低下をキャッチしにくくなる。そっと手をとり脈拍を確認する、血圧の変動を確認する、本人の目の力やあくびなどを観察する。

❹ 透析開始2〜3時間（視線を合わせうなずき、関心を向けていることを伝える）

この時間帯のポイントは、見当識を補うことに加えて、関心を向けていることを"視線を合わせる""うなずき"で伝えることである。血液透析開始から2時間半が経過すると、身体を起こそうとする、キョロキョロと周囲を見渡す行動の見られる重度の認知症高齢者がいる。その時に、近くにいるスタッフは目を合わせ、「透析中ですよ」「つらくないですか」「あと◯分ですよ」などと声をかける。また、認知症高齢者が身体を起こして周囲を見渡している時に、スタッフは視線を合わせてうなずくだけでも、認知症高齢者は臥床状態に戻ることができる。臥床状態を維持できるのは10分ほどかもしれないが、認知症高齢者の臥床していることを継続する力を引き出すことができる。

同一体位による苦痛が生じやすい時間帯である。そのため、必ず、全身の除圧を行う。また、可能な範囲でシャント肢の除圧と位置の調整を行い、後半の透析が安楽に受けられる環境を整える。また、人員的・時間的に可能であれば、本人の希望を確認した後、上肢や下肢のマッサージを数分だけ行うことで、快の感覚をもってもらうことにつながり、残りの時間を安全に過ごせる一助となる。

❺ 透析開始3〜4時間（くり返し残り時間を伝える）

透析開始後、2〜3時間に大きな問題が生じる[11]と指摘されているように、4時間透析を受けている認知症高齢者は、血液透析開始から3.5時間以降、つまり終了30分前に57.1％と半数以上が透析の継続が困難となるような動きや予測が困難な行動が増えていた[4]。軽度の認知症高齢者であっ

ても「もうちょっと早よ入れて」「あとどれだけ」など、限界に近づいていることを知らせるような発言がある。そのため、看護師は何度質問されても、繰り返し「あと○分です」と伝える。また、「ここはどこ」など場の見当識障害が出現する場合も、くり返し「ここは透析室です」と説明をする。「つらいですね。がまんしてくださっているので、あと○分で終わります」など耐えていることを理解していることを伝えることも重要である。

　周囲の人の透析が終了して、退室すると「あのおじさんは終わったのに、私はまだ？」「もう終わり」と落ち着かなくなることがある。可能であれば、終了時間が同じ時間帯になる患者の近くのベッドにすることで、周囲の影響を受けた混乱は減る。

❻ 透析終了（止血するまで穿刺部に触れないよう分かりやすく示す）

　認知症高齢者の場合、止血中に止血ベルトを外して出血することがある。出血していても「血が出ているよ」と教えてくれないことも多い。看護師は複数の患者のケアをしていると、出血していることに気づくことが遅れ事故につながりやすい。そこで、止血するまで、穿刺部に触れなくてもよいように、タイマーをセットして「これが0になるまでは、ここ（穿刺部を示し）に触れないでください。お願いします」と伝える。それでも触れる場合は、絵や写真などを用いて「穿刺部に触れないでください。お願いします」と見える位置に貼っておくことで、注意を喚起できる可能性がある。

◆2◆ 血液透析に伴う認知症高齢者の苦痛を見逃さない

❶ 血液透析室の環境そのものが認知症高齢者にとって苦痛となりやすい

　血液透析室は、McPhailらが「認知症に優しくない環境」と指摘[5]するように、広い空間に複数の患者とそこで勤務する医療者の会話や動く姿、透析監視装置の機械音、警報音、ランプなど刺激が非常に多い環境である（図2-13）。特に、透析の開始時と終了時は患者の出入りが多く、また、スタッフの動きも多くなり、注意障害のある認知症高齢者は種々の刺激に影響され、落ち着いてその場にいることや、最後まで透析を受けることが困難になることが予測される。さらにスタッフが透析中に次の透析の準備をしていると、注意障害のある認知症高齢者はその動きが気になり動くことがある。記憶障害のある認知症高齢者の場合は、説明を受けても、あとどのくらい安静を保持しなければならないのかを忘れて動いてしまうことが

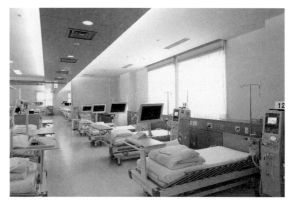

図2-13　血液浄化センター　　　　（公立松任石川中央病院）

ある。このように認知機能障害がある高齢者にとって、血液透析室そのものが非常に混乱を招きやすいとケア提供者は理解する必要がある。

　認知症高齢者はスタッフの動きをよく見ており、使用後のベッドの片付けや、機器の準備などをしているスタッフに「大変ね」などと声をかけることがある。しかし、認知症高齢者は「○○さん（看護師さんなど）、大変ね。」と名前は言わないため、誰に話しかけているのかわかりにくいことが多い。また、その言葉が周囲の機器の音にかき消され、スタッフの耳には届かず反応を返してもらえないことがある。反応がないと認知症高齢者は「無視された」と立腹してしまい、ベッドから身を乗り出そうとしてシャント肢の安静を保てなくなることがある。また、監視装置のアラーム音や扉の開閉音などに反応して、叫ぶ、周囲を落ち着きなく見回す認知症高齢者もいる[3]。

　つまり、認知症高齢者は血液透析室の環境そのものから大きな影響を受けやすい。広い空間で認知症高齢者がちょっとした物音に反応して動こうとしている様子を捉えにくいことを看護師などが踏まえておくことで、予防的な対策をとることができる。

❷ 訴えが少ない認知症高齢者ほど症状を見逃しやすく要注意！

　収縮期血圧が30 mmHg以上低下する15～30分前、認知症高齢者は"大きなあくび"、"目がうつろ・すぐに閉眼する"のような看護師が気づきにくい症状を示していた[3]。また、つい1分前まで会話し、その中で「今日はなんだか眠たい。」と話していた方が突如、ショック状態に陥ることがあった。

血圧低下は除水によって循環血液量が減少する血液透析に特有の合併症である。認知症に罹患していない場合でも、あくび、嘔気などの自覚症状がなければ、血圧低下に対して予防的に介入することは難しい。さらに、中等度・重度の認知症高齢者の場合、先述のように「今日は……」と体調を話すことは少なく、異変に気づきにくい。そこで、看護師は、訴えが少ない認知症高齢者ほど注意が必要と考え、ベッドの配置を目の届きやすい位置にする工夫が必要となる。また、認知症高齢者が示す普段と違う行動、つまり、いつもより訴えが少ない、いつもは寝ていないのに眠っている、あくびの回数が多いなどの異変に早く気づくことが予防的介入を行うためには欠かせない。早く気づくためには、入室時、バイタルサインの測定時、穿刺時にあくびの回数を観察する。透析開始後は、定期的に行う血圧確認のタイミングで、目の力、声をかけた時の反応とその後の様子（すぐに閉眼する、テレビを見ていても目がうつろ）を5分ほど（難しい場合は2〜3分でもよい）は近くにいて観察する。観察を続けることで、普段の認知症高齢者の様子を看護師が把握しやすくなり、今日はいつもと違う、何か変という異変に気づきやすい。看護師の感じる、「いつもと違う」、「何か変」の感覚は、一人でもっているだけではなく、必ず周囲のスタッフと情報共有することによって、透析中の血圧低下や、腹痛、筋けいれんなど注意が必要な症状を全員で見逃さない体制がつくれる。

血圧低下は、認知症高齢者が症状をはっきり言わないため見逃しやすい。

Bさんは透析開始から45分が経過し収縮期血圧が20 mmHg低下してくると、足をもぞもぞと動かす、頭を枕から10 cmほど動かす動作を繰り返す。しかし、「気分が悪い」などは近くに看護師がいても言わない。

Cさんは開始から30分後に収縮期血圧が約40 mmHg低下する。低下の前から足の付け根をトントンと繰り返し叩く。血圧が低下したときに「つらい？」と聞くと「つらい」と答える。「大丈夫」には「大丈夫というか怖いのよね」と話す。

◆3◆ 生命の維持に関わる血液透析を
予定通り終えるためのチームアプローチ

❶ 透析開始前にスタッフ間で注意が必要な認知症高齢者の スクリーニングを行う

　限られた人数のスタッフで、認知症高齢者だけでなく複数の患者の血液透析を安全に終えるのは、非常にストレスが高く疲弊につながる。スタッフ数を増やす、見守りボランティアを活用するなどによりマンパワーを補うことができればよいが、現実には難しい。そこで、透析開始前に注意が必要な認知症高齢者をチームメンバー全員で確認できるスクリーニング表（表2-11）を作成した。この表は、予定除水量を除水することが困難になると予測されるような不均衡症候群が起こりやすい時期や、血圧の変動に影響する因子、身体状態が悪化しやすい状態を確認するためである。このチェックを透析開始前に行うことで、誰の観察を重点的に行わなければならないのか、その患者を担当しているスタッフのフォローを誰が行うのか

表2-11　本日の重点観察者のチェック表

月　　日（　　曜日） 透析を受ける認知症高齢者の重点観察者チェック表		
午前　　・　　午後　　・　　夜間		
勤務スタッフ数：　　　　　　　名		
認知症高齢者の数　　　　　　　名		
申し送り事項	該当者氏名	担当者
①透析導入期である		
②心機能が低下している		
③体重増加が少ない		
④便秘・下痢をしている		
⑤前日の夜、不眠など睡眠不足		
⑥家族や申し送りで「いつもと違う」「調子が悪そう」「ペンレスを貼り忘れた」など、いつもと違うとの情報があった		

などをリーダーが考えやすくなり、スタッフ間でも業務の調整がしやすくなる。スタッフ間で調整をしておくことで、必要な場所に必要な人手を配置することができ、血液透析を受ける側もスタッフ側もストレスの軽減につながる可能性がある。

　また可能であれば、血圧変動のパターンを確認しておくことで、重点観察時間を確認することができる。認知症高齢者の収縮期血圧の変動パターンを、直近数回分の記録から確認しておくことで、変動しやすい時間帯の前後30分を重点観察時間とする。この時間帯は必ず、ベッドの近くで記録を書く、業務を行うなどチームの中の誰かはその人を観察できる工夫をすることで、認知症高齢者の身体的苦痛は短くなり、落ち着いて最後まで血液透析を受けることが可能になる。

② 血液透析室に勤務している全員をチームと考え全員で認知症高齢者を見守る体制づくり

　平成25年度の調査報告では、重篤な透析医療時事故のうち最も多いのは穿刺針の抜針167件（38.7%）であり、前回の調査時より増加していたと報告されている[6]。そのうち、自己抜針が最も多く60件で、インシデントでは42件中25件（59.5%）、アクシデントに限定すると18件中16件（88.9%）と約9割に認知症患者が関係していた[6]とされる。抜針事故は患者の命に影響する。そのため、抜針を防止するアラームつきベルトの作成[7]、監視体制の強化[8]や身体拘束[9,10]などさまざまな対策の実態が報告されている。一方、看護師は身体拘束や固定を行うことについて、認知症高齢者の興奮を助長させ対処が難しい、毎回、全透析スタッフが交代しながら付き添うことによるスタッフの負担など、認知症をもつ高齢者ゆえに起こる困難の繰り返しとケアから逃れられないことに高いストレスを感じている[11]と報告されている。つまり、認知症高齢者の命を守るための治療を継続するために、看護師は疲弊していると考える。

　近年、認知症高齢者の抜針を防止する方法として、スタッフが交代で話し相手になる[11]、動きの変化を見逃さない観察[12]と柔軟な人的環境調整の必要性が示唆され始めた。しかし、数時間におよぶ透析時間中、複数人の認知症高齢者がいた場合、常にスタッフが話し相手になる、観察し続けることには限界がある。そこで、血液透析室に勤務する全員（医療従事者以外のスタッフも含む）をチームと考え、認知症高齢者の近くで業務をする時には様子を必ず確認する、目が合ったら声をかける、視界に入る位置で見守

りながら業務をする。誰かが自分の視界に入る位置にいて、自分を見ていることは、認知症高齢者にとって安心につながることもある。筆者の経験では、認知症高齢者が頭を上げて周囲を見渡し始めた時、視線を合わせうなずくだけで、うなずき返してくれ、10分は臥床を継続できた。小さなことではあるが、チーム全員で認知症高齢者を見守る体制ができれば、スタッフ同士が認知症高齢者の普段の様子を情報共有することができる。また、認知症高齢者が示す異常の早期発見と苦痛緩和につながる。

・4・ 血液透析を安全に行うためのポイント

　　血液透析は週に数回、3時間以上の絶対安静が必要な治療である。また毎日、目標とする除水量を除水できることが生命の維持、QOLの維持には重要となる。生命の維持に関わる重要な治療である血液透析を安全に行うこと、また、予定量の除水と透析時間を終えることができるための看護を記した。図2-14は、本項の内容をまとめたものである。重要なことは、誰をいつ重点的に観察するのかを事前に検討しておくことで、限られたスタッフのなかで効果的な人員配置につながる。そして、看護師一人ひとりが認知症高齢者のもつ力を引き出す存在として、声のかけ方、視線の合わせ方を意識することにより、身体拘束を減らすことにつながり、認知症高齢者と看護師双方のストレスを軽減できる。

・5・ 今後への課題

　　現在、維持透析を受けている患者の65％以上は高齢者である（図2-15）。また、透析導入時の平均年齢は69.7歳であり、最も割合が高い年齢層は男性が75～79歳、女性は80～84歳である[13]とされる。つまり、透析患者の看護を考える時、老年看護の視点を抜きに考えることはできない時代になっている。さらに2010年末段階では、透析患者の10％が認知症高齢者である[14]とされていたが、2017年には透析導入期の患者の24.4％に認知機能障害が認められ、75歳以上では46.2％の人に認知機能の低下が認められると報告された[15]。血液透析を受ける認知症高齢者が増加している状況から、血液透析に携わる看護師の認知症看護の知識強化が欠かせない。

　　近年、糖尿病腎症が重症化し、新規透析患者が増加していることをふまえ、平成30年度診療報酬改定[16]では、透析予防指導管理の対象を拡大し、新規に透析を導入する患者の抑制に注力され始めた。しかし、この予防管

限られたスタッフで安全に透析を行う人員配置と環境調整 → 透析中の事故防止
その日、透析中に血圧低下などの症状が起こりやすい人をスクリーニングして、事故（転落・自己抜去）を未然に防ぎ、認知症の人が安全に血液透析を最後まで受けられる体性を整える

異常を見逃さないために、治療中断・合併症発生の要因を複数挙げて「高リスク者」を特定
・透析導入期、心機能が低下、体重の増加が少ない、前日に睡眠不足、目がうつろなど

疾患の治療経過に沿い「合併症発生時間を特定」しケアを集中する
・透析記録から血圧変動のパターンを確認し、血圧が変動する時間帯（開始直後に低下、後半に上昇など）にアラームをセットする

環境に対する配慮が必要
・声を出しても周囲から苦情の出にくい場所
・担当看護師の動きや顔が見える位置

認知症の人特有の問題として、チーム内で個別の落ち着く方法などを共有
・一緒に歌を唄う
・寝ている時は、覚醒時に混乱の可能性があるので注意する

認知症のレベルをふまえ、特に中・重症者に「状況の説明を繰り返す」（文字と口頭で行う）
・ここは透析室であること、これから4時間透析を行うこと、どのくらい待機するのかを目を合わせて反応をみながら伝える

落ち着いた環境で穿刺する
聴診器、名札などが認知症高齢者の顔や体に触れないように注意し、取り囲んだり、強い圧迫はしない。必ず目を合わせてから説明する

「頑張ろうとする」「耐える力」はあるので、適切に判断をして対応する
・2回穿刺するので、痛いこと、その間、手を動かさないで欲しいことをはっきり伝える

認知症の人の疾患に対する認識の度合いを考え、「できる力」を引き出す

苦痛の強い時は説明を控え、「楽になりますよ」など不安への対応を必ず行う

体調の変化を早期発見・早期対処で予定量の除水と透析時間のクリア
「痛い」など単語のみの表現になる、自ら不調は訴えない、眠っている時間があること体調の変化を見逃しやすいことを理解し、予防する

安心、安楽の時間を保障する
・寝ているところをムリに起こさない（顔色、口唇色）

訴えの少ない認知症患者により観察を綿密にする
・血圧変動のパターンに合わせて血圧を確認
・目がうつろ、口唇色が不良、あくびが多くないか確認

時間の経過、環境の変化、ケア、薬剤投与などによる患者の変化をみる
・予測した時間、後半

苦痛・悪化症状を具体的に「聞く」「触れる」で確認

訴えの信憑性を確認する聞き方をする

表情・測定値・姿勢・手の位置など複数情報で確認

まずはケアをし、心理的安定を図り、その後の反応を注意深く観察する

図2-14　血液透析を受ける認知症高齢者の透析経過別看護

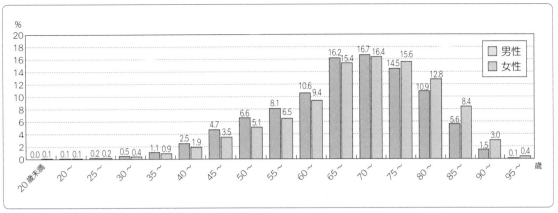

図2-15　慢性透析患者の年齢と性別（2018年）

〔文献13）〕

理が功を奏するには時間が必要である。糖尿病をもつ認知症高齢者の糖尿病腎症の悪化を予防する看護の標準化が必要な時代に入ったと考える。

＊引用文献

1) シェリフ多田野亮子, 大田明英 (2006)：血液透析患者におけるストレスの認知に関する研究, 日本看護科学会誌26（2）, p.48-57.
2) 田中紀子, 原田小夜, 太田節子 (2013)：高齢透析患者の療養生活における体験の意味づけ, 聖泉看護学研究2, p.69-81.
3) 久米真代, 高山成子, 磯光江, 他 (2020)：血液透析の時間経過に伴う認知症高齢者の言動の変化と苦痛の評価, 老年看護学25（1）, p.57-67.
4) 石井俊行 (2007)：血液透析患者の穿刺時における痛み, 日本腎不全看護学会誌9（2）, p.71-74.
5) Aleece Macphail, Joseph E. Ibrahim, Deirdre Fetherstonhaugh, Vicki Levidiotis (2015)：The Overuse, Underuse, and Misuse of Dialysis in ESKD Patients with Dementia, Seminars in Dialysis 28（5）, p.490 – 496.
6) 篠田俊雄, 秋澤忠男, 栗原怜, 他 (2015)：平成25年度日本透析医会透析医療事故調査報告, 日本透析医会雑誌30（1）, p.50-67.
7) 新井浩之, 眞田幸恵, 森薗靖子, 他 (2007)：認知症を呈する血液透析患者に対する自己抜針防止用アラーム付きベルトの臨床的有用性, 日本透析医学会誌40（8）, p.649 – 654.
8) 勝見一治, 中村喜代美, 志方昇, 他 (2006)：透析医療事故防止対策としての安全監視員制度の有用性, 日本透析医学会誌34（9）, p.185-191.
9) 山﨑親雄, 秋澤忠男, 大平正爾, 他 (2007)：透析施設におけるブラッドアクセス関連事故防止に関する研究, 日本透析医会雑誌22（2）, p.1-12.
10) 長島康子 (2009)：A県下透析室における身体抑制の実態調査, 神奈川県立保健福祉大学実践教育センター看護教育研修集録34, p.262-269.
11) 磯光江, 森澤聖子, 久米真代, 他 (2016)：血液透析療法を受ける認知症高齢者に対する透析看護認定看護師の困難と工夫, 日本腎不全看護学会誌18（2）, p.92-100.
12) 桑折しのぶ, 松山公彦 (2016)：どうする？　高齢者の透析～その問題点を洗い出す～認知症透析患者看護の現状と課題, 埼玉透析医学会会誌5（1）, p.70-72.
13) 日本透析医学会 (2018)：わが国の慢性透析療法の現況 (2018年12月31日現在), https://docs.jsdt.or.jp/overview/file/2018/pdf/02.pdf
14) 日本透析医学会 (2011) わが国の慢性透析療法の現況 (2010年12月31日現在), https://docs.jsdt.or.jp/overview/index2011.html
15) 紀平裕美, 崔賢姫, 奥哲治, 他 (2017)：透析導入期慢性腎臓病患者の認知機能, 腎と透析83（2）, p.275-278.
16) 厚生労働省保健局医療課 (2018)：平成30年度診療報酬改定の概要医科II, https://www.mhlw.go.jp/file/06-Seisakujouhou-12400000-Hokenkyoku/0000197984.pdf

第 **3** 章

身体疾患で入院している
認知症高齢者に対する
看護の基本

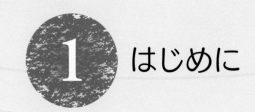

1 はじめに

　認知症高齢者のケアを行う急性期病院の看護師の困難を一言で言うならば、何だろうか。生命に影響する治療の緊急性と、認知症高齢者の行動の予測・理解・対応の難しさ、この2つに翻弄されることではないか。看護師は、突然の点滴抜去、突然の大声、理解のできない行動、暴力などの発生が予測できないことから、「いつ抜くかわからないから怖い」「突然で時間を取られ他の患者のケアがおろそかになる」と疲労している。一方で認知症の高齢者に対しては、特に「一人の人として尊重」「意味を理解する」「ゆとりをもって会話する」など、心理的対応の重要性が周知され、看護師の疲労は増していると思われる。最近の傾向として「入院そのものが認知症高齢者にとって害」と言われ、入院期間の短縮を迫られる中で、どうやって突然の抜針などを予防し、どうやってゆとりをもって対応し、どうやって早期退院へ向けて支援すればよいのかは難しい課題である。

　そもそも認知症高齢者・家族・医療者が望むのは、早期治療、早期回復、早期離床、早期退院である。早期治療が遅れれば回復が遅れ離床が遅れる、離床が遅れれば自立が遅れ退院が遅れる、退院が遅れれば認知症が悪化して在宅復帰が困難になる。それゆえ、治療の一翼を担う者として看護師は、まずは治療継続を優先し、異常・悪化の徴候を見逃さず、生命の危機や合併症を生じさせず、早期退院を目指す。ここではその早期退院に向けた看護を中心に据えて、「知らせる」「問題を予想し、計画する」「予防的対応を強化する」「相談し合う」などに焦点を当て、看護の基本を示した。

2 治療経過のなかで苦痛や混乱が起こる時期の特定と予防的看護

◆ 1 ◆ つらさが発生する時期を特定し、その原因を考え、予防的対応を計画

　第2章の慢性心不全の急性増悪期にある認知症高齢者の経過別看護(p.69〜83)、血液透析を受ける認知症高齢者の透析経過別看護（p.84〜99）では、治療（回復）の経過時間（時期）のうち、身体的な変調が出やすい時期、認知症高齢者が治療中断に至るような言動をあらわす時期が、ある程度定まっていることが示されている。このような経験は、臨床現場で多く蓄積されているはずである。

　そこで、第一の提案は、それらの経験を集め、治療による危険な合併症が出やすい時期、治療を中断するような認知症高齢者の行動が発生する時期を特定する。そして、体調の悪化や治療の副作用、その他から原因を考え、身体の異常や苦痛増強を予防するための観察、看護方法を計画しておくことである。疾患別にマニュアル化、標準化しておくとよい（疾患が異なると治療経過が異なるため）。治療のどこで治療の中断に至るほどの言動が出やすいのか、なぜその時期に現れるのか、どの段階で治療を優先しなければならないのか、どの段階で本人の訴えを優先していいのかなどを示し、未然に防ぐ方法と早く発見できる方法、話し合うことのできる余地の範囲を作成しておく。それによって、看護師は認知症高齢者の言動に振り回されると感じることが少なくなるはずである。また、予測できることで、意図的に予防的看護が実践できるだろう。例えば、心不全の認知症高齢者では、入院直後は体調が悪いせいか、問題行動が出にくいが、少し回復するとマスクやチューブ類の自己抜去や離床が起こることが多い。そこで、「意識が少し回復した時には、すぐに処置の丁寧な説明、抜去予防のお願いをする」と計画する。血液透析では、除水開始から1時間内に不均衡症候群が発生しやすい。そこで、その期間は（通常は30分ごとの作動を設定してある）モニターを「常時作動」に変え、下肢けいれんを予防するために下

肢を頻繁に動かすことを計画しておくなどである。

第二の提案は、処置による制限（部位）と継続時間にもっと敏感になって、処置の持続時間をカウントし、起こりうるつらさと時期を特定することである。つらさを軽減するための看護をマニュアル化しておくことも必要ある。認知症高齢者にとってつらいのは、酸素マスクをつけていることではない、点滴注射をすることでもない。制限が持続することがつらいのである。そのつらさは、時間が長引けば長引くほど、意識がはっきりすればするほど、体調がよくなればなるほど強く感じられる。看護師は次のことを理解し、処置の持続時間を見ながら、つらさを軽減させる看護を実施する。

- 点滴静脈注射、心電図装着などの処置には肢位・体位の制限が伴い、その制限は筋収縮と精神的緊張を高める。
- 持続的な筋収縮や精神的緊張は、さまざまな筋肉の痛みをひき起こす
- 痛みには刺激による慣れや順応はなく、むしろ長時間の持続や繰り返しで閾値が下がり痛覚過敏になる。

認知症のない人であれば、制限の必要性を理解して回復の期待をもって受け入れるだろう。緊張を和らげる方法を工夫できるだろう。時間を見計らい痛みを訴え、ケアを要求できるだろう。しかし、認知症のある高齢者は、理由を理解していたとしても記憶しつづけることが難しく、制限の中で工夫などできず、つらさの限界がきて初めて、突然の動きや意味不明の叫び、拒否、動かなくなるなど苦痛を多様なかたちで現す（第2章の"がん性疼痛"、"血液透析"参照）。

すなわち看護師が、多様なかたちで現れる認知症高齢者の異常・つらさの徴候を見逃さないことが重要である。しかし、それ以上に、それが生じないよう予防する看護を実施することが重要である。何か特別なことをするのでなく、顔を拭く、髪を整える、身体を拭く、体位を交換するなど日常的な看護のなかで、もっと意図的に、制限が継続することによるつらさを軽減するケアを実施しなければならない。例えば点滴注射で上肢を固定している場合、1時間ごとに必ず「拳を握る」などの上肢の他動的屈伸運動、マッサージを行う。また、血液透析のように仰臥位で固定する場合であれば腰部の除圧、最大限の体位交換や、マッサージを行う。

このように、いつ、どのような苦痛が起こるのかを予測してケアを計画しておき、時間を見計らって実施していくことは、むしろ看護師の負担を減少し、つらさから派生する認知症高齢者の問題も減少するのではないか。

◆ 2 ◆ 入院直後や覚醒直後は
安心させる説明や声掛けをして混乱を予防

　序章で述べたように、認知症高齢者は、施設入所、転居、入院で場所を移動した時、入院直後（家族が帰ったあと）に混乱・不安による徘徊や暴言、攻撃行動などが生じやすい。しかし、身体疾患が悪化して一般病院に入院した認知症高齢者の場合は、病気で入院したという目的が定かであるためか、体調が悪いためなのか、ベッドが確保されるためなのか入院直後の大混乱や帰宅願望は少ない。ただし、慌ただしく動く場所・人、慌ただしく行われる手続き・計測・処置、そして周囲の緊迫感は、認知症高齢者に大きな不安を抱かせると推測できる。また、認知症高齢者は、ここが病院で入院したとわかっていても、うとうととして、ふっと覚醒した時に、とっさに場所が解らず「ここはどこ？」と混乱が起こりやすいことも推測できる。

　入院直後・当日だからこそ、認知症の人だからこそ安心させるような声かけ、わかりやすい説明を集中して行う必要がある。そうすることで、それ以降の認知症高齢者の場所などへの適応がよりスムーズになるだろう。声かけは、「場所」「ヒト」「もの」と「今なされている処置」「している看護」を関連づけてするとよい。「ここは病院です。私は看護師の○○です」「ここは病院で、いま酸素を入れています。抜くと息がつらくなりますから気をつけましょう」「今、血圧を測りました。大丈夫ですがまた30分後に測りに来ます」などである。これは認知症になっても意味記憶（コラム9）が残っており、言われた一つのことから関連して、全体を理解しやすいからである。

　ヴアイツベッカーは、知恵や身体がもつ無意識の力について、「知恵が生まれるのは、生命力が妨げられた時である」、「われわれの身体は、それ自身の主体的/主観的な行動の指針を、それ自身の中に備えている」[1] と述べている。認知症高齢者においても生命の危機を前にし、環境が変わるなか

> **意味記憶とは**　　　　　　　　　　　　　　　　　*Column 9*
>
> 　長期記憶の一種で、一般的知識の記憶である。誰しもが備えた記憶であり、一つのことから意識しなくても関連事項が引き出される。

で、自らになされる処置（治療）に、最も関心をもっていると考えるべきである。そのなかで生まれる、認知症高齢者の知恵や指針の力を、看護師は信じ、理解して、丁寧に説明し、混乱を予防しなければならない。

3 「見せる」説明や見通しを告げる

◆1◆ 文字や絵などでビジュアル化した物品を使い、チューブを抜かないよう説明を繰り返す

　認知症高齢者に、「チューブを抜去しないように」と口頭だけで説明するのは不十分である。それは、認知症および加齢によって、理解のスピードが遅くなり内容の理解がついてゆかなくなる、説明時には理解できても（即時記憶）他の刺激が入ると忘れるという近時記憶障害が強くなるためである。そこで、下記の2つを薦める。

　①実物を見せたり、「文字・絵」を使ったりして説明する

　②使う絵や模擬用の酸素マスクは準備し、マニュアル化しておく

　①は、第2章の慢性心不全の項で示された、膀胱留置カテーテルの図を貼り適宜説明する、カテーテルをミルキングした際に流出が良好であることを見せる、である。酸素マスクで具体的に示してみると、看護師は「絶対に酸素マスクを取らないで下さい」の説明だけでなく、図3-1のような絵を見せる。もしくは、説明者が酸素マスクをつけ、取り外す動作を見せ

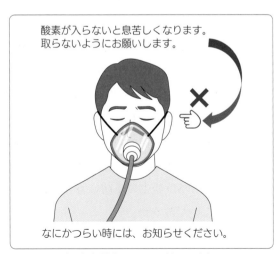

酸素が入らないと息苦しくなります。
取らないようにお願いします。

なにかつらい時には、お知らせください。

図3-1　認知症高齢者に見せる絵の一例

て「このようにしないでください」と言う。

②については、図のような絵、模擬用の酸素マスクは何度も使えるようなものを準備し、方法は何通りかをマニュアル化しておく。これによって、看護師全員が同じ方法で、繰り返し説明することができ、認知症高齢者にとってはかなり理解しやすくなり抜去予防につながると思われる。

大切なことは、「認知症の人は何回説明してもわからない」から「意識させないようにする」でなく、「どうしたら理解してもらえるか」と考えることである。

◆ 2 ◆ 処置の継続期間、終了の見通し、目安の伝達

第2章　慢性心不全の急性増悪期にある認知症高齢者の経過別看護の項で、膀胱留置カテーテルがいつ抜去できるかの見通しを伝えることが有効であると述べた（p.76）。見通しを伝えることは、先の見えない処置への不安を軽減させ、さらに「この期間だけなら」と、つらさを耐えようとする「力」を引き出せる。

さらに、処置終了の目安となる具体的指標を伝えるとよい。なぜなら、看護師のなかで、認知症高齢者とともに「その目安に向かって、回復に向かって、一緒に取り組み、確認し合う」という意識が生まれやすいからである。例えば、酸素療法の場面で「いま、酸素が92（%）です。これが96（%）になると外すこともできます」と伝え、「だから、体を楽にして大きく息を吸って酸素を取り込みましょう」と動作を見せて自覚を高める。また、次の訪室時には、血中酸素飽和度の測定値を見せ、本人とともに「いま、94（%）ですね。」と確認し合い、「もう少し、頑張りましょう」と取り組む姿勢を伝える。一方、このように具体的な目標を見せる、今後の見通しを伝えることで認知症高齢者の生活を変えるかもしれない。認知症高齢者が「することがない病院で、ただ時間を過ごす」のでなく、「早く退院したい。退院しよう。」と目標に向けて時間を過ごすことになるからである。

認知症高齢者は、長い年月の経験を通して「耐える力」や「取り組む力」を備えている。それを前提に、処置の見通しや終了の目安を伝えていくことで、看護師と認知症高齢者の両方の意識が変化すれば、認知症の進行予防やBPSD発生の予防に寄与し、結果的に看護師の困難感も減少するのではないだろうか。

4 「認知症だから」と考えず、第一に身体の状態を確認する

トム・キットウッドが、認知症高齢者の身体的問題を見逃すことによる負のスパイラルと、それを断ち切るには医療スタッフが認知症高齢者の身体状態に注意を向け、よい身体状態を保つケアが必要と述べたことを序章で紹介した。それだけでなく「根本的問題が身体的健康に関連するにもかかわらず、心理的原因があるかのように取り扱い、心理的な解決だけに注意を向けることは避けなければならない罠である（下線は筆者）」[2]と、ケアする側が陥りやすい傾向を厳しく指摘している。

陥りやすい罠とは何か？　罠に陥らないためにどうするべきか？　この疑問について考えるため、看護師がどのように考えやすいのかを、序章図1に色文字で加えてみた（図3-2）。

①～③で、看護師は認知症高齢者の言動に対して、すべて「認知症だから」と心理的原因に結びつけている。これが陥りやすい罠である。①で「何か変」と歩き回るのを看護師は「不安なのかも」と思い、②で、話さなくなったのをみて看護師は「落ち着いてきた」と思う。また、③でも、夜中の大声を「暗くて混乱したのかも」「寂しいのかも」と考える。その結果、④⑤のように危険な徴候を「減少した」と見逃してしまう。①～③のように考えること自体は、間違いではない。重要なことは、「不安」「混乱」「孤独」の背後に身体状態の異変がある可能性が高いことを強く意識し、それを見逃す危険の大きさをふまえて、最初に原因として考えることなのである。

看護師は、高齢である認知症の人について身体的問題の有無を確認することを常に強く意識するため、次のことを理解しておく必要がある。

- 高齢者は、すべての臓器の機能低下があるが、臓器相関（p.13）で機能を維持している
- 高齢者は、一つの臓器の機能低下で、臓器相関が破たんする可能性がある
- 高齢者は、症状の現れ方が非定型で、重症度と乖離していることが多い

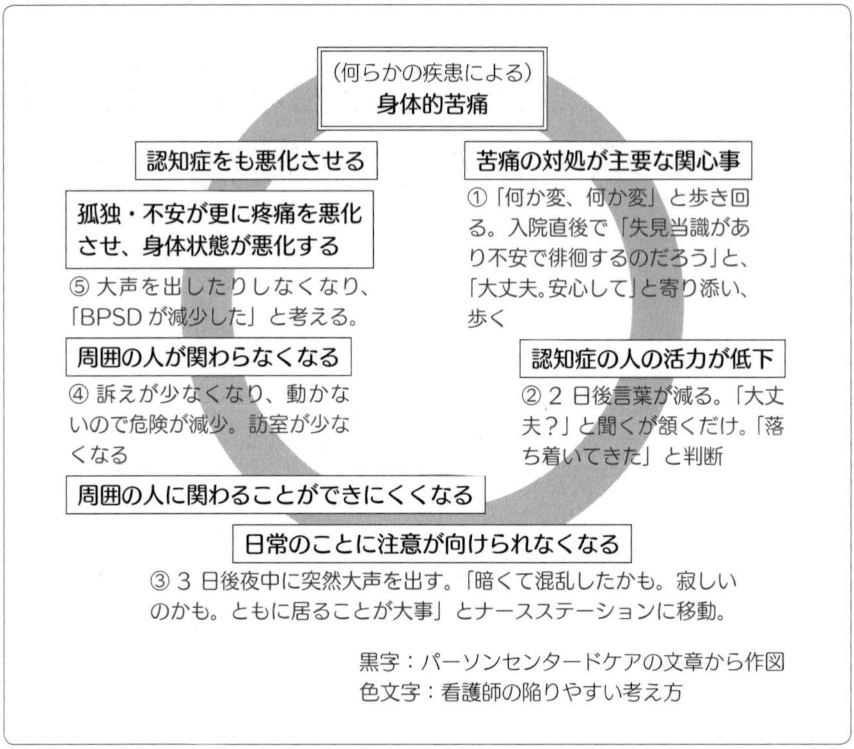

図3-2　身体的苦痛にともなう負のスパイラルと看護師が陥りやすい罠

- ●認知症高齢者は、症状を的確に訴えられないことが多い
- ●認知症高齢者は、苦痛の時にはさまざまな表現をする（コラム10）

これらを常に念頭におく。そのことで、看護師は身体疾患のある認知症高齢者の訴えに対し、まず、「何か身体的な問題（異変）が、原因にあるのかもしれない」と考え「何か変」と訴えられた時、「何かが変なんですね。」「大丈夫ですか？」「大丈夫ですよ。」で終わらず、「すーと血の気が引く感

Column 10

認知症高齢者が苦痛時に示す
さまざまな表現

・認知症高齢者は自分のつらさを適切に表現できないことが多い。手を引っ張るなどの行動、怒りっぽくなる、「おかしい」「変だ」と言う、など多様に表す。
・認知症高齢者は、つらいと行動抑制が難しくなり、動いたりしてかえってつらさが増す
・認知症高齢者はつらいとじっとすることができず、横になったり座ったりする
・さらにつらさが増強すると、話さなくなり、動かなくなり、じっとする

じですか?」「お腹がぎゅっと差し込むんですか?」と聞く、確認することができる。たとえ、その時点で、一人の看護師がわからなくても、時間を変え、場所を変え、人を変えて聞く・確認することで、身体的状態の異常があるかどうかがチームで確認されていくはずである。

　このように聞き、確認することは認知症高齢者にとって負担ではないか?　混乱させるのではないか?　と思われるかもしれない。しかし、「何か変」と訴える認知症高齢者は、何かを心配しているのである。看護師から「大丈夫ですよ」とだけ言われるよりも、「どこが痛いんですか?」「胸?」「お腹ですか?」と触りながら聞かれる。その方が、自分の心配ごとにしっかり注意を向け、解決しようとしてくれている、と安心するのではないだろうか。

　Laingは「他者を受け入れているふりをするが、受け入れていると最も思っている時に、実は、最も他者を幻影として取り扱い、他者の自己を黙殺している」[3]と述べている。「混乱させるから」と思い、「大丈夫ですよ」と受け入れたふりをすることは、看護師が認知症高齢者の力を見誤ることになり、結果として、訴えの原因を見逃すだけでなく彼らの自己を黙殺することになるというのである。

5 身体の状態の異変を知るための、具体的・複合的な「聞き方」・「確認」

　図3-2の②で、看護師は言葉が少なくなった認知症高齢者に「大丈夫？」と聞きながら、認知症高齢者がうなずくのをみて、「落ちついてきた」と判断した。実際には、認知症高齢者はつらさでじっとしているのだが、なぜ、看護師は認知症高齢者のつらさを引き出せなかったのか？　それは、「大丈夫？」の聞き方が漠然とし過ぎたこと、「大丈夫ではない？」と反対の方向からも「聞く」ことをしなかったからである。

　森谷は「聞く」の基本姿勢を2つ示し、バランスよく行うことが必要だと述べた[4]。①自分の心でしっかりと「聞く」、②患者についてあれこれ考えるという思惑をやめて、まずは正確に患者に「聞く」である。①は、「解ろう」とか「共感する」を重視しすぎ、自分の心で聞こうとしすぎて、自分が入りすぎて思い込みや独断になりやすい。②は、言葉を正確に聞こうとしすぎると問いが機械のようになるというのである。森谷は、看護師が認知症高齢者の言葉を聞き流す傾向があると指摘し、まずは正確に、患者の言わんとすることを「聞く」ことを勧めている。

　認知症高齢者に対し、ゆっくり、はっきりと話す、目を見て話す、同じ目の高さで話す、短文で話すなどのコミュニケーションの基本はよく知られている。ここでは、身体状態の異変などを正確に「聞く」について述べる。以下は、看護学生の実習後の感想である。学生は、認知症高齢者の言葉だけでなく、「触れて聞く」「計測値と照合する」「いつもの言動との違いを見る」「繰り返される動作を見る」と複合的に確認することの重要性を学んでいた。

認知症高齢者を受けもっての感想
- 認知症の人の言葉は大切にしなければならないが、事実と異なることがある。触れて、見て、確かめる必要があった。
- 言葉だけでなく検温の数値、身体状況、表情、いつもと違う言動を見た。
- 腹部を触っている、足を触っている動作に合わせてつらさを予測し、おなかに手を当て「つらいんですか」と声かけしていったら、患者が伝えたいことが解るようになった

高齢者看護学実習Ⅱ実習学生の感想から

　認知症高齢者の言葉や行動は、彼らの訴えであり、症状である。しかし、認知症を患っているゆえに、訴えだけで判断するのは難しい。看護師が、訴えから疾患悪化の徴候の有無やその原因を明らかにして危険を予防するためには、もっと多くの情報が必要である。多くの情報を得るには、認知症高齢者が答えやすい「聞き方」をしなければならない。第2章がん疼痛の看護の項において、認知症高齢者に「痛みの有無」を聞き、次に「痛みの部位」「痛みの性質」を確かめ、「経過の変化」から判断するプロセスが示されている（p.59）。そこで示された内容と、学生の感想から、多くの情報を的確に得るための「聞き方」、「確認のしかた」を列記した。

【聞き方】　　・「痛いですか？」だけでなく「痛くないですか？」と両方向から聞く

　　　　　　　・2回以上、繰り返して聞く

　　　　　　　・触れて聞く（動作を見て、触れて確認するも含む）

　　　　　　　・「むかむか？」「ズキズキ？」と具体的に聞く

　　　　　　　・認知症高齢者が答えにくい性質は2つを聞く（選びやすくするため）

【確認のしかた】・いつもと違うかを見る

　　　　　　　・繰り返される動作、言葉を見る

　　　　　　　・ケアの実施中、後の反応を見る

　　　　　　　・測定値と照合する

　　　　　　　・チーム内での観察情報の照合をする

　以上のように、認知症高齢者が答えやすいように「聞く」、複合的な視点から「確認する」によって異変を判断していく。しかし、「聞き方」以上に重要なのは、「何を聞くか？」である。やみくもに聞く、触れることは、それこそ、認知症高齢者を混乱させ、不安がらせるであろう。看護師はいま、どのような危険が起こりえるのか？を幅広く予測し、的確に、具体的に、「聞く」「確認する」必要がある。それを可能にするためには、看護師が、認

知症高齢者の身体状態の異変について、入院の原因となった疾患の病態、治療の副作用、他の臓器機能の障害など高い専門的な知識に基づいて聞くことが必要不可欠である。

　以上に加えて、看護師が認知症高齢者の今の気持ちに「共感する姿勢」をもち、バランスよく行うことができれば、安心を与えつつ、身体状態の異変を判断できるはずである。

6 認知症高齢者のニードと、治療の必要性との間での「交渉」

　急性期病棟においては、認知症高齢者が「やめて欲しい」と拒否しても処置を中断するわけにはいかず、それでも処置を継続しようとすると興奮されてしまう、といった問題が多い。

　トム・キットウッドは、「今や、パーソンセンタードケアにおける新たな最優先課題は、相互行為の質の改善である」と述べ、10の相互行為を「前向きな働きかけ（ポジティブ・パーソン・ワーク、コラム11）」として示した[2]。彼は、これら10のケアを組み合わせて提供することで、認知症高齢者の前向きな感情を高めたり、能力を育んだりして「その人らしさ」を高めるとしている。10のケアのうち、最もしばしば使われるのが「交渉」である。「交渉」の方法と意味については、「認知症高齢者を他人の都合に従わせるのでなく、本人の好みや、望みや、ニーズを聞くことである。本人が起きたいと思っているかどうか、食事をしたいと思っているかどうか、日常のことについて、多くの交渉が行われる。熟練した交渉とは、認知症高齢者の生活を脅かす不安と心配、彼らが情報を扱うゆっくりとした速さを考慮して交渉することである。依存度の高い人の場合でも、その人がある程度コントロールできるように本人に力を渡すことである（傍点は筆者）」と述べている[5]。

　急性期の治療では数々の規制や制限がなされるが、これは医療側の意思である。認知症高齢者を、その医療側の都合にただ従わせるのではない。そのように考える時、看護師は認知症高齢者に「どこまで受け入れてもらえるか」を「聞き」、「交渉」をすることが必要となる。「交渉」は相互行為として位置づけられている。相互行為とは二つのもの（実体）が相互に作用し合うことをいう。看護師が「わかっている」とか「わからない」と一方的に思わず、また「せねばならない」と一方的に思い過ぎない。看護師が認知症高齢者に尋ね、相談し、聞く。そのなかで初めて、看護師と認知症高齢者の2者が、相互に作用し合うことができるはずである。臨床で実際になされていた「交渉」の場面を示す。

※臨床で見られた認知症高齢者との「交渉」の場面

●点滴を抜こうとする。看護師が「残り30分だけお願いできませんか？」とお願いする。すると、「20分までやな」と言う。看護師は「はい。20分ですね。お願いします。」と観察をしながら滴下数を少し早める。必ず20分で訪室し、約束を守る。

●透析の3時間後に「帰る」と体を起こす。看護師が「あと1時間待てませんか」と言う。「腹減った。すぐ帰る」と苛立つ。看護師が「腹減ったの？」と聞くと、「うん」という。「じゃ、ご飯が炊ける時間まで待つ、のはどうですか？」と時計を指して聞く。「ご飯？炊けるまで？それなら待てる」と言われる。

　上記の2つの場面で、看護師は、認知症高齢者の意思・決定を尊重して「交渉」している。このような「交渉」のなかで、認知症高齢者は、相談されている、決定に参加している、自分が状況をコントロールしている、という感覚をもったにちがいない。処置などを拒否する場合、認知症高齢者には必ず理由があるが、医療者側にも融通できる範囲と融通できない範囲がある。そのお互いの意思をすり合わせる機会が「交渉」であり、それは相互作用を生み出すのである。

Column *11*

10の前向きな働きかけ（ポジティブ・パーソン・ワーク）とは

「認めること」、「交渉」、「共同」、「遊び」、「ティマレーション（感覚的相互行為）」、「お祝い」「リラクセーション」、「バリデーション」、「抱える（ホウルディング）」、「ファシリテーション」

パーソンセンタードケアより

7 日常生活のケアのなかで積極的に認知症高齢者の力を使った、身体・精神機能の廃用予防

　疾患が急性期の状態である場合、安静は重要な治療の一つである。しかし、「過度の安静は毒、運動は薬」といわれるように、安静からの離床の遅れは廃用症候群という大きな害を与える。認知症高齢者の場合、離床によって活動性が増し、その結果、チューブ類の自己抜去や転倒・転落につながることが多い。そのために、認知症高齢者の安全を守る目的で、病棟での早期離床、積極的な自立支援が進まない傾向がある（第1章の1参照）。「自分で寝返りができるのに、看護師が待たずにさっと動かしてしまう」「支えれば短時間の立位が可能であるのに、ベッドから車いすへの移動は全介助で行う」「数歩歩けるのに日中のほとんどを車いすに座り続ける」ことが多くみられるのである。

　高齢者の廃用症候群で注意すべきは、「始まりが早いこと」「悪循環をきたすこと」である[6]。その悪循環について図3-3に示した。急性期の安静（不活動）が開始した一日目から廃用が始まり、認知症高齢者は「活動のしにくさ」を感じるようになり（身体機能の廃用症候群）、それとともに「動

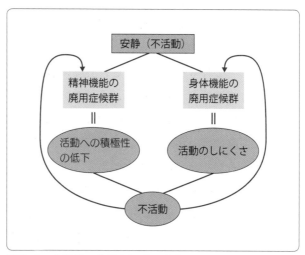

図3-3　高齢者の廃用症候群で注意すべき悪循環

こう」という活動への積極的な気持ちが低下する（精神機能の廃用症候群）。そしていっそう不活動が進み廃用が進む。この図が示していることは、認知症高齢者に、安静開始の直後から「安静（不活動）」を最小限にする看護を毎日継続する。そのことが、身体機能の廃用と精神機能の悪化（認知症悪化）の悪循環を予防できるということである。筋力は1週間の安静で10〜15%低下し、安静4日目には関節の結合織増殖など組織的変化が生じるとされている。不活動を最小限にする看護を毎日継続することが動きにくさを少なくし、廃用症候群を予防するはずである。

このようにいうと、看護職から「急性期病棟で多忙なのに、さらに忙しくなる」と言われるかもしれない。ここで求めている「安静を最小限にする看護」とは、特別に何か別のことをすることではない。日々の生活を支援する小さなケアのなかで、すべてを看護師が行わず、認知症高齢者が「持てる力」を発揮できるよう促すことである。その例を示した。

- 朝の洗顔、整髪時に、本人の手で顔を拭く、髪を梳くようにしてもらう（上肢関節可動域運動）
- 全身清拭時は、最大限ベッドをギャッチアップして上肢、胸部を拭く
- 背部を拭く時には、最大限背面空間位を取ってもらう（背筋運動）
- 仰臥位で下肢を拭く時、片足ずつ自力で屈曲してもらう（下肢筋運動・関節運動）
- 点滴の注射針を挿入する前、上肢屈伸（等張運動）、拳を握る（橈尺運動）を数回行ってもらう
- 点滴のボトル交換時に穿刺部を保護しながら屈曲し、反対の上肢の運動を行ってもらう
- 血圧測定時、腹式の深呼吸をしっかりと行ってもらう（呼吸運動）
- 起き上がり前、肩関節の上下・回転運動、臀部ヒップアップを行ってもらう

これらを見てみると、日々の看護であるモーニングケア、バイタル測定、点滴ボトルの交換時、清拭ケア時に、少しだけ計画的にケアを加えればよいことがわかる。「なんだ、こんなことなの」と思われるかもしれない。実際には、現場では、これらのケアが、特に認知症高齢者のケアでないがしろになっている傾向がある。実習病院で、「実習の学生が受けもつと、認知症高齢者が回復する」と言われることがある。これは、時間をたっぷりと使えるからとも考えられるが、それ以上に、高度な看護技術をもたない学生が日々の小さなケアを声をかけながら、丁寧に繰り返しているからではないかと思われる。「認知症の看護とは、ゆっくりと時間を取って、昔の話

などをする」にとらわれ過ぎず、治療生活を支える日々の看護のなかで、声をかけながら、一緒に行い、残る力を使ってもらう。それは、思う以上に大きな効果を発揮する。効果の一つは、認知症高齢者が生活制限のなかで、「何をしてはいけないか」でなく「何をしてよいかを」学ぶことで自覚が高まる、もう一つは、認知症高齢者に最も必要な、支援する側とされる側との共同作業のなかで信頼関係がつくられることである。現場で「この忙しいなか、認知症高齢者とゆっくりと会話する時間をどうやってひねり出すか？」と苦労するよりも、実際的なケアのなかでの支援の方がより取り入れやすいと考える。

＊引用文献

1) ヴアイツベッカー/木村敏訳（1995）：生命と主体，人文書院，p.124.
2) トム・キットウッド/高橋誠一訳（1997）：認知症のパーソンセンタードケア，筒井書房，p.63.
3) Laing（1969）／志貴春彦・笠原嘉訳（1975）：自己と他者，みすず書房，p.94-115.
4) 森谷寛之，赤塚大樹，岸良範他（1991）：医療・看護系のための心理学（初版），p174-175，培風館.
5) 前掲2），p.158.
6) 竹内孝仁（2008）：日本老年医学会編，老年医学テキスト，メジカルビュー社，p.116.

第 4 章

身体疾患の治療で
一般病院に入院する
認知症高齢者を
めぐる状況

1 身体疾患をもつ認知症高齢者の入院の動向

◆ 1 ◆ 身体疾患を複数あわせもつ
認知症高齢者の増加が予測される

　福岡県久山町の65歳以上の全住民を対象に、認知症の高齢者人口の将来推計に関する調査が行われている[1]。その結果から、糖尿病のある人はない人よりも1.48倍アルツハイマー病になりやすい（95% CI ＝ 1.25 － 1.75 P < 0.001）ことがわかっている。また、アルツハイマー病の発症リスクについては、男性よりも女性のほうが1.25倍高く（95% CI ＝ 1.07 － 1.47 P ＝ 0.007）、年齢も高齢になるにつれて1.17倍高くなる（95% CI ＝ 1.16 － 1.19 P < 0.001）ことが報告された（表4-1）[1]。

　高齢で糖尿病があると、アルツハイマー病に罹患するリスクが高くなるが[1]、糖尿病は認知症だけでなく、腎症、神経障害、網膜症の三大合併症の他、脳梗塞、心筋梗塞、がん等の多くの身体合併症を引き起こす。また、血管性認知症の発症と関連のある高血圧症は脳梗塞や脳出血、心筋梗塞や心不全、慢性腎臓病や腎不全等、循環器疾患や腎臓病等の身体疾患を引き起こすことを考えると、今後、いっそう入院患者の高齢化が進むなか、さまざまな身体疾患をもつ認知症高齢者が増加することは明らかである。

表4-1　危険因子と認知症の有病率の関係

危険因子		リスク比
糖尿病の頻度	（5％上昇毎）	1.48
女性	（対 男性）	1.25
年齢	（1歳上昇毎）	1.17

〔文献1) p.11，一部抜粋〕

◆2◆ 一般病棟に入院し身体疾患の治療を受ける
     認知症高齢者の実態

❶ 入院患者の2〜3人に1人に認知症がある

　厚生労働省による2016（平成28）年度の入院医療等における実態調査から、入院中の患者のなかで「認知症」と診断されている患者の割合は、看護職員配置が10対1の特定機能病院では32.0％と最も多く、一般病棟については10対1では22.4％、7対1では13.1％とそれに次いでいた（図4-1）[2]。「認知症の診断を受けていない」患者には、認知症があっても診断を受けていないケースが含まれている可能性を示唆しており、看護職員配置が10対1の特定機能病院では40.0％と最も多く、一般病棟については10対1では23.0％、7対1では15.9％となっていた。「認知症」と診断されている患者と「認知症の診断を受けていない」患者をあわせると、入院患者の2〜3人に1人が認知症を有していることになる。

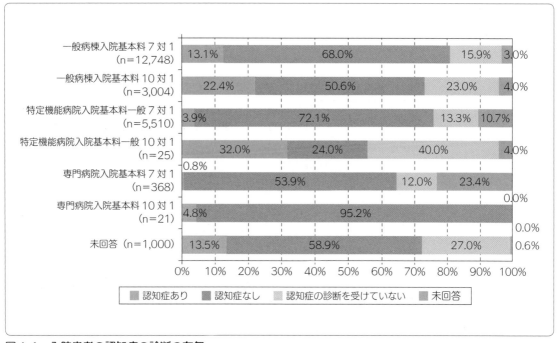

図4-1　入院患者の認知症の診断の有無

〔文献2〕p.22〕

一般病床で治療を受ける認知症高齢者が増加する

　また、一般病床に入院し身体疾患の治療を受ける高齢者に認知症がある割合について、総合病院精神医学会認知症委員会多施設共同研究グループが報告している[3]。6病院949人（男性440人、女性509人、平均年齢79.6±7.9歳）の解析結果から、DPC（診療群分類包括評価）主病名から認知症の診断がある患者は17.5%（表4-2）[3]、CGA（高齢者総合機能評価、コラム12参照）等を用いた認知症の疑いのある患者は52.3%であった（表4-3）[3]。

表4-2　病院別認知症診断の有無

病院名	解析人数	認知症診断歴あり	抗認知症薬内服あり	レセプト上認知症関連疾患病名あり	認知症診断あり群
A病院	409	73 (17.8)	42 (10.3)	80 (19.6)	103 (25.2)
B病院	56	4 (7.1)	4 (7.1)	4 (7.1)	6 (10.7)
C病院	185	19 (10.3)	7 (3.8)	7 (3.8)	21 (11.4)
D病院	61	2 (3.3)	3 (3.3)	0 (0.0)	0 (0.0)
E病院	208	34 (16.3)	6 (2.9)	22 (10.6)	34 (10.6)
F病院	30	0 (0.0)	0 (0.0)	0 (0.0)	0 (0.0)
全体	949	132 (13.9)	61 (6.4)	113 (11.9)	166 (17.5)

＊単位は人、（　）内は解析人数を母数とした%

〔文献3）p.103〕

表4-3　病院別CGA認知1・認知2結果、および「CGA認知症疑い群」

病院名	解析人数	認知1可認知2可	認知1可認知2不可	認知1不可認知2不可	「CGA認知症疑い群」
A病院	409	223 (54.5)	69 (16.9)	117 (28.6)	186 (45.5)
B病院	56	24 (42.9)	22 (39.3)	10 (17.9)	32 (57.1)
C病院	185	76 (41.1)	63 (34.1)	46 (24.9)	109 (58.9)
D病院	61	37 (60.7)	20 (32.8)	4 (6.6)	24 (39.3)
E病院	208	76 (36.5)	7 (3.4)	125 (60.1)	132 (63.5)
F病院	30	17 (56.7)	6 (20.0)	7 (23.3)	13 (43.3)
全体	949	453 (47.7)	187 (19.7)	309 (32.6)	496 (52.3)

＊単位は人、（　）内は解析人数を母数とした%
＊「認知1」とは：入院時または入院中に高齢者総合機能評価/CGA7（vitality index、MMSE・HDS-R、IADL、Barthel index、GDS-15など）を使用しての「桜、猫、電車」等の三単語の直後再生
＊「認知2」とは：入院時または入院中に高齢者総合機能評価/CGA7（vitality index、MMSE・HDS-R、IADL、Barthel index、GDS-15など）を使用しての「桜、猫、電車」等の三単語の遅延再生
＊「可」とは：実施して正答であった群
＊「不可」とは：実施して不正答であった群
＊「CGA認知症疑い群」：CGAにおいて「認知1」または「認知2」が不正答であった群

〔文献3）p.103〕

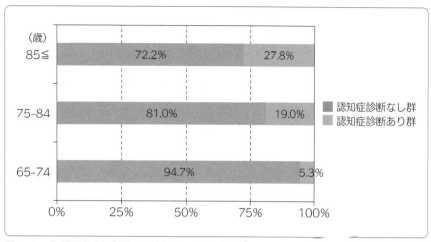

図4-2 年齢階級別「認知症診断あり群」の比較

〔文献3）p.105〕

65歳以上の高齢者において、認知症の診断を受けている割合は85歳以上が27.8%と最も高いことから（図4-2）[3]、今後、入院患者がますます高齢化することが明らかであり、一般病床に入院し身体疾患の治療を受ける認知症高齢者が増加すると考えられる。

Column 12

Comprehensive Geriatric Assessment；CGA
（高齢者総合機能評価）

　2000年に開始された介護保険制度における要介護認定の評価項目として用いられている。①日常生活活動、②手段的日常生活活動、③認知機能（MMSEまたはHDS-R）、④行動異常、⑤気分、⑥人的環境、⑦介護環境の7項目はCGA7として、短時間で評価の必要がある場合に有効であり、厚生労働省が使用を提案している。

③ 認知症の診断がなくても認知機能が低下した患者が潜在している

　以上の報告から、身体疾患の急性期治療のために一般病棟/一般病床に入院して治療を受ける認知症高齢者が、今後、増加していくことは明らかである。なかでも、慢性心不全の急性増悪で入院した高齢患者では、認知症と診断されていなくても、認知症の可能性が高いと看護師が認識するケースが多いことも報告されている[4]。認知症と診断されていなくても、認知機能が低下した患者が潜在していることや、「75歳以上人口」の割合が今後も増えていくことを考えると、一般病棟/一般病床における、認知症高齢者の看護のあり方を見直していく必要があるだろう。

• 3 • 認知症高齢患者の入院時の状況

　地方独立行政法人東京都健康長寿医療センター研究所が全国342病院に実施した「急性期病院における認知症高齢患者の退院支援態勢の整備・向上に関する調査」によると、認知症のある患者の入院経路は、緊急入院が78.8%を占めており、そのうち救急搬送が60.6%であった[5]。入院理由となった疾患を治療した診療科は内科系（呼吸器・循環器・消化器除く）14.5%、整形外科13.9%、循環器内科12.7%、呼吸器内科11.2%、消化器内科11.1%と多岐にわたっていた（表4-4）[5]。認知症高齢患者は予定入院よりも緊急入院が多く、入院時には疾患が重症化し、緊急性の高い処置や治療を要する状況になっていることが推察された。

　国立長寿医療研究センターが実施した、救急告示病院が認知症の人の身体疾患に対して提供している医療の実態に関する調査では、認知症の人の救急疾患の診療を、86%の病院が「通常

表4-4　入院理由となった疾患を治療した診療科

	全体
呼吸器内科	101（11.2%）
循環器内科	114（12.7%）
消化器内科	100（11.1%）
神経内科	66（7.3%）
内科系その他	130（14.5%）
呼吸器外科	5（0.6%）
循環器外科	8（0.9%）
消化器外科	32（3.6%）
整形外科	125（13.9%）
外科系その他	58（6.5%）
精神科	33（3.7%）
緩和ケア	1（0.1%）
耳鼻科	5（0.6%）
皮膚科	5（0.6%）
眼科	8（0.9%）
リハビリテーション	2（0.2%）
その他	96（10.7%）

〔文献5）p.12, 一部改変〕

行っている」「行うことが多い」、7%の病院が「通常行わない」「行わないことが多い」と回答していた[6]。しかし緊急入院については受け入れがさらに減少し、83%の病院が「通常受け入れている」「受け入れることが多い」、5%の病院では緊急入院を「通常受け入れない」「受け入れないことが多い」と回答していた。そして、受け入れ状態にかかわらず94%の病院が認知症の人の救急疾患への対応が困難であると回答していた。その背景として、「転倒・転落の危険がある」「意思疎通が困難」「検査・処置への協力が得られにくい」ことが挙げられていた[6]。このことは、身体疾患の急性増悪期にある認知症高齢者の入院治療にはリスクを伴い、受け入れが困難とされる実情を示している。前述のように複数の疾患を抱える認知症高齢者がますます増えると予測されている今、救急医療の現場における喫緊の対策が必要である。

2 一般病院に入院し身体疾患の治療を受ける認知症高齢者にみられる対応困難な状況と対処の実情

◆1◆ 治療を困難にする行動や症状

　　山下ら[7]は「一般病院における認知症高齢者のBPSDとその対応」で実態を報告した。身体疾患の治療のため、一般病院に入院している認知症やせん妄を呈した高齢者にみられた「点滴抜去」「危険行動」「混乱」「チューブ類の抜去」等の、治療継続が困難となる行動や症状は、出現頻度が30〜60％と高いものであった（表4-5）[7]。問題とされた行動や症状への対応としては、通常以上の「頻回の声かけ」や「リハビリテーション」「監視」が半数以上で行われており、看護師の負担が大きくなっていることがうかが

表4-5　入院中問題となった行動と症状

	全体
点滴抜去	67（60%）
危険行為	47（42%）
意欲低下	37（33%）
混乱	37（33%）
チューブ類の抜去	34（30%）
不安・焦燥	25（22%）
夜間せん妄	21（19%）
意識レベルの低下	17（15%）
大声・多弁	16（14%）
暴力・暴言	14（13%）
その他	12（11%）
脱衣	10（9%）
不潔行為	7（6%）
徘徊	6（5%）
拒薬	6（5%）
抑うつ状態	5（4%）
夕暮れ症候群	4（4%）

〔文献7）p.78, 一部改変〕

表4-6　問題となった行動と症状への対応

	全体
頻回の声かけ	85（76%）
リハビリテーション	81（72%）
監視	74（66%）
向精神薬の投与	42（38%）
抑制	39（35%）
詰め所での監視	30（27%）
観察室への移動	24（21%）
家族の付き添い	23（21%）
治療や看護の工夫	11（10）
個室管理	10（10%）
その他	4（4%）
側に付き添う	2（2%）
環境調整	2（2%）
よい刺激を与える	1（1%）

〔文献7）p.79, 一部改変〕

えた。また、「向精神薬の投与」「抑制」が1/3以上の例で行われていた（表4-6）[7]。

保険局医療課がまとめたDPC病院を対象とした調査結果においても、看護職員配置7対1および10対1の一般病棟では、認知症のある患者に看護を提供する頻度が高く、看護師の負担が大きい行動や症状として、「ライン類の自己抜去」「つじつまの合わない言動」「落ち着きのない行動」「転倒転落につながる危険性のある行動」等が挙げられていた[8]。

・2・危険回避のために行われていた抑制

また、2019年の地方独立行政法人東京都健康長寿医療センター研究所の調査結果[5]によると、急性期病院に入院した認知症患者にみられたBPSDは、「睡眠障害」25.1%、「易怒性」20.4%、「拒絶」16.2%、「不安」14.8%、「無気力」14.6%、「暴言暴行」13.2%であった。危険とされる主な行動には、「チューブ類の自己抜去」35.6%、「転倒」16.6%、「ベッドからの転落」9.9%があった。これらの行動の対策として、認知症患者の6割以上に、何らかの身体拘束が行われていた（表4-7）[5]。そのなかには、「ベッドへの固定（体幹や四肢をひもで）」「車いすや椅子への固定（体幹や四肢をひもやY字型拘束帯等によって）」などの体動を困難にする抑制、「介護衣（つなぎ服）を着せる」「ミトン型の手袋をつける」部分的に身体活動が制限する抑制、「ベッドを四点柵で囲む」「部屋のドアにカギをかける」など、治療継続や安全面のリスクマネジメントのための行動制限があった。これらの抑制は認知症の人が「なぜ、されるのか？」など、混乱を来しやすい状況をつくっていた。また、向精神薬の投与が約2割に実施されていた。

以上を概観すると、「点滴抜去」「危険行為」などの行動や症状は治療上

表4-7　入院中に行った患者の行動を制限する行為

	全体	
ベッドを四点柵で囲む	230	(25.6%)
ミトン型の手袋をつける	209	(23.2%)
行動を落ち着かせるための向精神薬の投与	172	(19.1%)
車いすや椅子への固定（体幹や四肢をひもやY字型拘束帯等によって）	156	(17.4%)
ベッドへの固定（体幹や四肢をひもで）	143	(15.9%)
介護衣（つなぎ服）を着せる	72	(8.0%)
部屋のドアにカギをかける	7	(0.8%)

〔文献5）p.13，一部改変〕

問題とされ、これらの対応として、通常以上の「頻回の声かけ」や「監視」などに時間を捻出するのは困難であるとされ、何らかの身体拘束が行われていることが明らかになった。

その一方、「意識レベルの低下」や「抑うつ状態」に対しては、対応に困難を抱く状況にはないことが明らかになった。

対応困難な状況に対して治療を円滑に進めていくための看護だけでなく、対応には困らない重篤な病態の可能性がある認知症高齢者の看護についても、身体疾患の悪化予防や悪化の早期発見に向けて対応を検討していく必要がある。

3　認知症施策からみた一般病院における看護の方向

◆1◆　認知症施策が目指す一般病院の看護師の認知症対応力向上

　わが国の認知症施策である認知症施策推進総合戦略（新オレンジプラン）[9] では、施策を推進するための柱として、「認知症の容態に応じた適時・適切な医療・介護等の提供」が示されている。医療機関においては、認知症への対応力の向上を図る観点から、一般病院勤務の医療従事者に対して、認知症対応力向上研修を受講することとして、受講者数の目標を8.7万人〔2017（平成29）年度末まで〕とされたが、目標が達成されたため[10]、22万人〔2020（令和2）年度末〕に引き上げられている。また、看護職員だけを対象とした研修も新設され、目標値は2.2万人〔2020（令和2）年度末まで〕、また、2019年に発表された認知症施策推進大網においても、目標値が4万人〔2025（令和7）まで〕と設定され[11]、さらなる一般病院の看護師の認知症対応力向上が期待されていることがうかがえる。

◆2◆　診療報酬改定による「身体拘束をしない看護」の強化

　平成28（2016）年4月の診療報酬改定[12] において、身体疾患の治療を要する認知症患者を医療機関が適切に受け入れることと、病棟における対応力とケアの質向上を目的に、認知症ケア加算が新設された。このなかで特記すべきは、身体的拘束を実施した日は加算が減算されるという項目である。認知症高齢者の日常生活自立度判定基準Ⅲ（日常生活に支障をきたすような症状・行動や意思疎通の困難さがみられ、介護を必要とする）以上に該当する者に対して、身体的拘束を実施した日は1日につき、認知症ケア加算が所定点数の100分の60点（加算点数が40％減額）とされた。令和2（2020）年の診療報酬改定では、医師および看護師に係る要件および評価が見直され、認知症ケア加算2が新設されて2段階から3段階に増設されたが[13]（コ

ラム13）、医療機関において、身体合併症のある認知症の人に対して、身体拘束以外の適切な方法で認知症ケアを行う必要性について方向づけがなされ、さらに看護の質向上を図るための取り組みは欠かせないものとなった。

認知症ケア加算

Column 13

「認知症施策推進総合戦略（新オレンジプラン）」を踏まえた認知症患者への適切な医療評価のため、2016（平成28）年度診療報酬改定において、身体疾患を有する認知症患者のケアに関する評価が新設され、病棟において身体的拘束を行わない看護には経済的インセンティブがつけられるようになった。2020（令和2）年の改定により2段階から下記のような3段階となった。

○認知症ケア加算1

2016年：認知症ケアに係る多職種チームが設置されることが要件であった。14日までは1日につき150点、15日以降は30点の点数が算定された。

2020年改定：医師の精神科や神経内科の経験年数が5年から3年へ緩和され、14日までは一律10点引き上げられ160点となった。

○認知症ケア加算2

2020年改定により新設された。患者の行動心理症状に対する予防および対応を病棟の看護師が行うことが要件であり、14日以内が100点、15日以上では25点の点数が算定される。

○認知症ケア加算3（改定前の加算2）

2016年：認知症ケアに係るチームの設置は要件とはなっていないが、認知症患者のアセスメントや看護方法等について研修を受けた看護師を複数配置することが求められた。14日までは1日につき30点、15日以降は10点の点数が算定された。

2020年：加算1の医師の要件緩和に伴い、研修または院内研修を受けた看護師の配置が3名以上に変更され、4日以内の点数が10点引き上げられ40点となった。

◆ 3 ◆ 認知症施策からみた
一般病院における看護の今後の課題

　1995年に認定看護師制度が発足して以来、25年が経過した現在、社会や人々のニーズに応じた看護を提供できる看護師の養成が必要になった。これまでの認定看護分野のカリキュラムによる教育は2026年度をもって終了となり、2020年度からは新たな認定看護師制度において、特定行為研修を包含した新カリキュラムが開始されることになった。2025年問題から、今後、ますます医療や介護の需要が増大することが見込まれることから、わが国の高齢者・福祉政策である地域包括ケアシステムでは、住み慣れた地域で自分らしい暮らしを人生の最後まで続けることができるよう、住まい・医療・介護・予防・生活支援が一体的に提供することを目指している[14]。質の高い医療や介護を必要な時に切れ目なく提供し、在宅や地域医療の充実にも貢献できるよう、認定看護師制度を基盤に特定行為研修を組み込んだ新たな教育や役割に発展させ、認定看護師制度を再構築する[15]ことが必要となった。

　認知症看護認定看護師の新カリキュラム[16]では、「高い臨床推論力と病態判断力に基づいて、認知機能障害および身体疾患の合併による影響をアセスメントし、治療的援助を含む健康管理を行うことができる」ことが期待されている（表4-8）。

　これまでの認定看護師制度における認知症看護分野のカリキュラムから習得されてきた、認知症の各期に応じた療養環境の調整およびケア体制の構築、行動心理症状の緩和・予防等に関する知識や技術に加えて、これか

表4-8　認知症看護分野における「期待される能力」

1. 高い臨床推論力と病態判断力に基づいて、認知機能障害および身体疾患の合併による影響をアセスメントし、治療的援助を含む健康管理を行うことができる。
2. 認知症の発症からエンドオブライフまで、住み慣れた地域あるいは在宅で生活を継続できるよう、症状マネジメントおよび生活機能の評価と支援、家族支援を行うことができる。
3. 認知症の人がもてる力を発揮できるよう生活・療養環境を調整することができる。
4. 認知症の人の権利を擁護し、あらゆる場において認知症の人の意思が適切に反映されるよう、意思決定能力の評価、人的・物理的環境の整備、認知機能に応じた配慮ができる。
5. 地域包括ケアシステムにおいて、多職種と協働しチーム医療のキーパーソンとしてケアサービス推進の役割を果たすことができる。
6. 認知症看護の実践を通して役割モデルを示し、看護職への指導を行うことができる。
7. 認知症看護分野において、看護職等に対し、相談対応・支援を行うことができる。

〔文献16）〕

らの認定看護師には合併した身体疾患の管理を行うことのできる知識や技術が必要になる。さらに、認知症施策推進大綱が掲げた2025（令和7）年までの病院勤務の看護師等に対する認知症対応力向上研修受講者数は目標値が4万人と設定されたが、2016（平成28）年現在、全国の病院に就業している看護師約84万人[17]のうちの4.8%程度にすぎない。認知症と身体疾患をあわせもった患者の対応ができる認定看護師と認知症対応力向上研修を受講して認知症の人の身体合併症への対応力を習得した看護師だけでは総数が不足していることから、院内研修も含めた認知症対応力向上研修の受講者をさらに増やして一般病院の看護師の対応力を高めていくことが必要不可欠である。

＊引用文献

1) 二宮利治：厚生労働科学研究費補助金（厚生労働科学特別研究事業）
日本における認知症の高齢者人口の将来推計に関する研究総括研究報告書, 2014年度. 厚生労働科学研究成果データベース
https://mhlw-grants.niph.go.jp/niph/search/NIDD00.do?resrchNum=201405037A
2) 厚生労働省：平成28年度入院医療等における実態調査,
https://www.mhlw.go.jp/file/05-Shingikai-12404000-Hokenkyoku-Iryouka/0000167026.pdf
3) 古田光（2015）：一般病床高齢者入院患者における認知症実態調査の試み—総合病院精神医学会認知症委員会多施設共同研究—, Jpn J Gen Hosp Psychiatry, 27（2）, 100-106.
4) 大津美香, 森山美知子, 眞茅みゆき（2013）：認知症を有する高齢心不全患者の急性増悪期において看護師が対応困難と認識した支援の実態, 日本循環器看護学会誌, 8（2）, 26-34.
5) 地方独立行政法人東京都健康長寿医療センター研究所：急性期病院における認知症高齢患者の退院支援態勢の整備・向上に関する調査（2019年3月）,
https://www.tmghig.jp/research/info/cms_upload/37b45c8229065dc9332a3e15375247d7_1.pdf
6) 国立研究開発法人 国立長寿医療研究センター：全国の救急告示病院を対象とした認知症の人の身体疾患に対する医療に関する調査（平成26年12月）,
http://www.ncgg.go.jp/topics/documents/Zenkoku_chosa.pdf
7) 山下真理子, 小林敏子, 藤本直規, 松本一生, 古河慶子（2006）：一般病院における認知症高齢者のBPSDとその対応——一般病院における現状と課題—. 老年精神医学雑誌, 17（1）, 75-85.
8) 厚生労働省：入院医療（その6）.
https://www.mhlw.go.jp/file/05-Shingikai-12404000-Hokenkyoku-Iryouka/0000105049.pdf
9) 厚生労働省：認知症施策推進総合戦略（新オレンジプラン）〜認知症高齢者等にやさしい地域づくりに向けて〜（概要）,
https://www.mhlw.go.jp/file/06-Seisakujouhou-12300000-Roukenkyoku/nop1-2_3.pdf
10) 厚生労働省：3年度までの各研修累計受講者数と認知症施策推進5か年計画における 平成29年度末までの累計受講者数の目標との比較
https://www.mhlw.go.jp/stf/shingi/2r98520000035rce-att/2r98520000035rhf_1_1.pdf
11) 厚生労働省：認知症施策推進大綱
https://www.mhlw.go.jp/content/12300000/000519434.pdf
12) 厚生労働省：平成28年度診療報酬改定について 個別改定項目について 身体疾患を有する認知症患者のケアに関する評価, 206-208,
http://www.mhlw.go.jp/file/05-Shingikai-12404000-Hokenkyoku-Iryouka/0000112306.pdf
13) 厚生労働省：令和2年度診療報酬改定について 個別改定項目について 認知症ケア加算の見直し, 136-140, https://www.mhlw.go.jp/content/12404000/000601838.pdf
14) 厚生労働省：地域包括ケアシステム https://www.mhlw.go.jp/stf/seisakunitsuite/bunya/hukushi_kaigo/kaigo_koureisha/chiiki-houkatsu/
15) 公益社団法人 日本看護協会：新たな認定看護師教育基準カリキュラム作成の概要
https://nintei.nurse.or.jp/nursing/wp-content/uploads/2019/05/12_nintisyou_B_gaiyou_20190513.pdf
16) 公益社団法人 日本看護協会：認定看護師教育基準カリキュラム
https://nintei.nurse.or.jp/nursing/wp-content/uploads/2019/05/12_nintisyou_B_20190513-1.pdf
17) 日本看護協会出版会編集：平成29年 看護関係統計資料集 (2) 病院勤務看護職員数, 病床対比（年次別）https://www.nurse.or.jp/home/statistics/index.html

再入院予防のための
認知症高齢者への退院指導

1 ◆ 認知症高齢者の視点からみた地域包括ケアシステムにおける課題

　一般病院入院の認知症高齢者の看護の「これからの課題」として「再入院予防のために、認知症高齢者に合わせた丁寧な退院指導を実施する」を提案する。これは、筆者らの大学の高齢者看護学実習、統合実習から導き出したものである。

　この統合実習は、「地域包括ケアシステムのサイクルを、患者本人の視点で学ぶ」ことを目標に展開している。地域包括ケアシステムは、特に一般病院に入院した認知症高齢者が、在宅から入院し、早期に退院して在宅へとスムーズに戻れるための医療・介護などが一体化したケアの流れである。実習で、学生は果たしてどのようにケアシステムが実施されているのか、それらは認知症高齢者にとって本当に有益なのかを知る。具体的には図のように、入院患者の流れに沿って「地域包括ケア病棟（患者とかかわる、看護師長業務をシャドーイング）」、「入退院支援室」、「地域包括ケアセンター」で実習する。そして「入院3日以内の退院困難要因をもつ患者の抽出」や「入院7日以内の本人、家族、病棟看護師、入退院支援室看護師、社会福祉士等との共同カンファレンス」に参加したり、退院困難事例を学んだり、看護師長のシャドーイングで入退院調整を学んだり、認知症高齢者に「カンファレンスに参加してどうでしたか？」を聞いたりする。そして地域包括ケアシステムの課題を患者の視点から抽出するのである。以下の①〜③は学生が抽出した課題である。

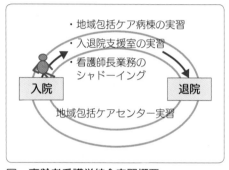

図　高齢者看護学統合実習概要
＊各場所で2日間づつ実習し、グループで体験内容課題をまとめる

❶ 確かに入院〜退院までに多くのスタッフが関わっているが、認知症高齢者は、何のために、誰が、どのような役割で関わっているかを理解できていないことが多い

カンファレンス中、多くの認知症高齢患者はきょろきょろしたり、俯いていた。ただある患者は「意味は解らんでも、自分のことを考えてくれているのが嬉しい」と言う

❷ 退院後の生活管理、特に服薬管理に関する認知症高齢者の能力について、病院での情報を正しく伝え、退院後の施設・訪問看護のケアにつなげることが難しい

　認知症の人は身体状態のよい時、悪い時で表せる言葉や行動が違う。そのため看護師の判断がまちまちで、申し送り書（サマリー）を書く看護師の情報が正しく示せているとは限らない。看護師長が複数の看護師に一人の認知症高齢者の服薬のセルフケア能力について確認していたが看護師によって言うことが違っており、サマリーを修正していた。認知症の患者の療養生活の能力を、退院後に向けて正しく申し送るのは難しいと思った

❸ 誤嚥性肺炎など慢性疾患では再入院予防のため本人・家族への退院指導が重要だが、認知症高齢者本人に実施されることが少ない

　退院指導はほとんど家族になされていた。認知症の患者は「わからない」と思われているのだろうか、忙しいからできないのだろうか、と思った

　序章で述べたように、Sakata らは認知症のある高齢者の再入院率が高いことを報告し、退院後の療養に必要な生活を保証する退院計画の不十分さを指摘した。その指摘は学生が抽出した課題の②③に該当している。包括ケアシステムの中で看護師は、認知症高齢者が早期に退院することを目指すが、退院後の生活管理ができないと疾患は悪化して再入院を繰り返すのである。すなわち、退院後の生活管理が難しい認知症高齢者だからこそ、看護師が必ず退院後の療養に必要な生活を保証しうる生活指導をていねいに実施することが重要なのである。

2 ◆ 認知症高齢者は「わからないだろう」でなく、退院指導をやってみる

　多忙を極めるなかで、看護師が認知症高齢者の理解できる能力に合わせて、丁寧な退院指導を実施することは大変である。たしかに、指導内容をほとんど理解できない、理解しようとしない認知症高齢者もおられる。それでも、入院生活のなかで認知症高齢者の本来もっている「能力」「意欲」が潜在化してしまった可能性を考え、まずは、退院指導をやってみる。やってみるだけの意味があるのである。そのことを考えるために、以下に本学の高齢者看護学実習で学生が、認知症高齢者に退院指導・生活指導をした場面を紹介する。

学生Aは、心不全の認知症高齢者を受け持ち、退院が近づいたとき「患者さんは退院ということがわからないので」と、家族向けの塩分制限指導パンフレットを作成した。指導教員は「本当に患者さんはわからないのかしら？」と問う。学生は、「今までケアをしていて会話がなく、指導内容はわからないと思う」と答えた。指導教員は、「一度、それをお見せして、やってみて確かめたら？」と薦めた。

　学生がパンフレットを持って患者さんのところへゆく。患者さんは、パンフレットの一番上の大きな「退院したあとの塩分について」の文字を見るなり、「退院？嬉しいねー」と言われる。指導に入ろうとした時、患者さんは、「沢庵2切れの塩分」の絵を指し、「これ好きや。けど、食べたらあかんの」と話された。

　学生Bは、記憶力が乏しい脳梗塞発症後の糖尿病・腎不全・便秘のある患者さんに、脳梗塞の再発予防と便秘解消のため「適切な水分摂取を促す」と計画した。看護師と相談のうえ、約1ℓの水分摂取を目標とし、必要な1日水分量をコップの数で示したポスターをつくり、ベッドサイドに貼った。そして毎日説明し、「1日どのくらい飲むとよかったですか？」と聞き、説明を繰り返した。最初はまったく答えられなかった。が、3日目に絵を見て「コップ4〜5杯」と答えてくれた。

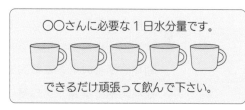

　学生Aは、「退院指導」をしてみて初めて、患者にとって「退院」がとても嬉しいことであったこと、これまでの入院および療養生活で「塩分制限」についてすでに具体的に理解していたことに驚いたと述べた。学生Bは、患者が最初は関心ももたなかったが、そのことにめげずに説明を繰り返したら、理解した言葉をきくことができてとても嬉しかったと述べた。両方の学生が、認知症の人は「わからない」「できない」と思わないで指導をやってみること、言葉だけでなく「可視化」して伝えることが重要だと学んでいた。そして、やってみた時の認知症高齢者の反応に驚き、「患者に近づけた気がした」と述べている。

　以上の場面から、認知症高齢者に退院指導を丁寧に実施することで、看護師が得ることができる効果を2つ示す。
・退院前の最も身体状態のよい時に退院後の生活指導をすることで、看護師が認知症高齢者の療養生活の「できる能力」を正しく評価でき、退院後の支援

につなげることができる

　認知症高齢者の看護の基本として「できる能力」を捉えて働きかけることが必要であるとよく言われている。しかし、実際には、入院中には身体状態の不調に加えてさまざまな生活規制があり「できる力」は潜在化し、捉えることすらむずかしい。看護師にとって、退院前の生活指導は、「できる能力」を評価する最後のチャンスなのである。そしてその結果は地域包括ケアシステムの「病院から在宅へ」の流れをスムーズにするだけでなく、「在宅から病院へ」の再入院を減少させることにつながるはずである。

・生活指導で看護師が認知症高齢者に歩み寄り、嬉しい驚きを感じることで、
　両者に相互作用が生まれる－認知症高齢者を人として尊重する姿勢の醸成
　入院患者にとって最大の関心事は病気の快復と退院であり、それは認知症高齢者においても同様である。しかし、日々のケアに追われている看護師はその意識をもつことが少なくなってしまう。

　「沢庵、食べたらあかんの」とたずねた認知症高齢者は、自分で行動を決定し、確認している。このことは、それまでの急性期の生活行動と異なり、受け身ではなく退院後の生活行動の主導権（やるか、やらないかを決める）をもって考えていることを示している。退院指導は患者の姿勢を変えるケアなのである。

　両方の学生が「より、その人に近づけた気がした」と述べている。このことは、退院指導で学生がその患者のためにパンフレットを作成して歩み寄り、認知症高齢者のできる能力が引き出され、学生の側にそれまでわからなかった認知症高齢者を知り、理解しようとする姿勢が生まれ、人として尊重する姿勢が生まれた。つまり相互作用が生まれたことを示している。

　認知症高齢者の看護の基本として「できる能力に働きかける」「人として尊重する姿勢をもつ」必要性はよく知られている。しかし、身体の症状が日々変化しやすく、身体の症状が認知症の症状に影響して事故が発生しやすい状況のなかで、いつ、具体的にどのようなケアのなかで、看護師が、その理念をどのように体感し、どのように醸成していくのかについては明らかでない。まず「退院指導・生活指導を丁寧に実施する」ことから取り組んでほしい。

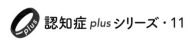

認知症 plus シリーズ・11

にんちしょうぷらすしんたいしっかん
認知症 plus 身体疾患
かれいへんか てきせつ ちりょう
加齢変化をふまえた適切な治療とケアのためのかかわり

2020年9月30日　第1版第1刷発行　　　　　　　　　　　〈検印省略〉

たかやましげこ
編著●高山成子
おおつはるか
大津美香
くめまきよ
久米真代

発行●株式会社 日本看護協会出版会
〒150-0001　東京都渋谷区神宮前5-8-2　日本看護協会ビル4階
〈注文・問合せ/書店窓口〉Tel / 0436-23-3271　Fax / 0436-23-3272
〈編集〉Tel / 03-5319-7171
https://www.jnapc.co.jp

デザイン●大野リサ
表紙カバーイラスト●コーチはじめ
本文イラスト●志賀 均
印刷●株式会社 教文堂

©2020　Printed in Japan　ISBN978-4-8180-2278-2